Deine exklusiven Vorteile auf einen Blick

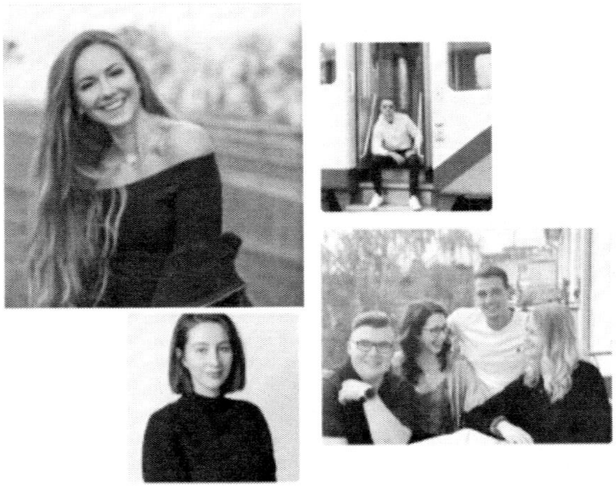

AF731130

Das Rundum-Sorglos-Paket: Unsere Online-Testtrainer enthalten alle wichtigen Bereiche und Materialien, die du für deine Prüfung benötigst.

Kein Abo: Unser Versprechen für dich: Dir entstehen keine Zusatzkosten. Mit dem Kauf deines Paketes bekommst du Zugriff auf deinen Kurs. Und zwar ein Leben lang und auf so vielen Geräten, wie du willst!

Erstklassiger Support: Das TestHelden-Team steht dir natürlich für Fragen zur Verfügung. Du kannst uns per Discord, Whatsapp oder per E-Mail erreichen.

Immer auf dem neusten Stand: Dein Testtrainer aktualisiert sich automatisch. Alle Inhalte werden regelmäßig ergänzt und überarbeitet.

Unabhängig lernen: Egal auf Tablet, Computer oder Smartphone – dein Testtrainer ist immer zur Stelle, wenn du ihn brauchst. Du kannst rund um die Uhr lernen und alle Aufgaben so oft üben, wie du möchtest.

Lebendige und exklusive Community: Als TestHelden-Kunde bist du Teil unserer großartigen Community. Du kannst mit anderen Absolventen ins Gespräch kommen, dich austauschen und Erfahrungen und Materialien teilen.

Bergeweise Fragen und Materialien: Dein Testtrainer enthält tausende Aufgaben aus allen wichtigen Bereichen. Neben Artikeln und Tests stehen dir auch zahlreiche professionelle Erklär- und Lernvideos zur Verfügung. Vorbereiten war nie einfacher!

In fünf Schritten zum bestandenen Test!

1 **Bestell dir jetzt dein passendes Buch!**

Wenn du dein Buch in den Händen hältst, dann hast du den ersten Schritt schon geschafft. Du hast ein passendes Produkt für dich gefunden und bist bereit, mit deiner Vorbereitung zu starten.

2 **Erkunde das Buch.**

Das Buch enthält eine Reihe von Kapiteln, um dich zu unterstützen. Es lohnt sich, einfach ein wenig in den Kapiteln zu stöbern.

3 **Löse deinen Gutscheincode ein und lade die App herunter!**

Mit dem Kauf dieses Buches hast du automatisch auch einen Gutschein für unseren Online-Testtrainer erhalten. Den Gutschein und eine Anleitung findest du am Ende des Buches. Mit dem Online-Testtrainer kannst du per App oder Website digital lernen – wann und wo du willst. Der Testtrainer aktualisiert sich automatisch, wenn sich im Testverfahren etwas ändert. Du bist also immer auf dem neusten Stand! Genial, oder?

4 **Finde Lernpartner und lerne unsere Community kennen!**

Austausch ist der Schlüssel für erfolgreiches Lernen. Deshalb haben wir für dich eine Community gegründet – wahlweise direkt bei uns im Forum oder auf unserem Discord-Server. In der Community kannst du dich mit anderen Menschen austauschen, vernetzen und ins Gespräch kommen.

5 **Starte dein Online-Training**

Bereit zum Durchstarten? Beginne dein digitales Training per App oder Website. Unsere Community und das TestHelden-Team steht dir bei Fragen jederzeit zur Verfügung. Wir freuen uns auf dich!

MTLA Einstellungstest:

Lehrbuch inkl. App für deine Aufnahmeprüfung als Medizinisch-technischer Laboratoriumsassistent

Mit Aufgaben zu Fachwissen, Mathe, Logik usw! (Ausbildung / Berufseinstieg)

MTLA Einstellungstest: Lehrbuch inkl. App für deine Aufnahmeprüfung als Medizinisch-technischer Laboratoriumsassistent
Mit Aufgaben zu Fachwissen, Mathe, Logik usw! (Ausbildung / Berufseinstieg)

Herausgeber:
eHEROES GmbH
Vertretungsberechtigter Geschäftsführer:
Tom Wenk
Sitz: D-08412 Werdau,
August-Bebel-Straße 3

1. Auflage

Weitere Kontaktinformationen:
https://testhelden.com

E-Mail: support@testhelden.com
WhatsApp/Telefon: +49 173 72 680 05
YouTube: @TestHelden
Instagram: @TestHelden.Official
Pinterest: @TestHelden
FaceBook: @TestHelden

ISBN: 978-3-98817-566-3
Verlagsnummer: 978-3-98540

Inhalt

Übrigens: Das sind nur einige der Themen, die dir in diesem Trainingspaket zur Verfügung stehen. Mit dem Kauf dieses Buches erhältst du exklusiv tausende weitere Übungen zu vielen spannenden Themengebieten.

Eine Anleitung dazu, wie du diese Inhalte freischalten kannst, findest du auf den hinteren Seiten des Buches.

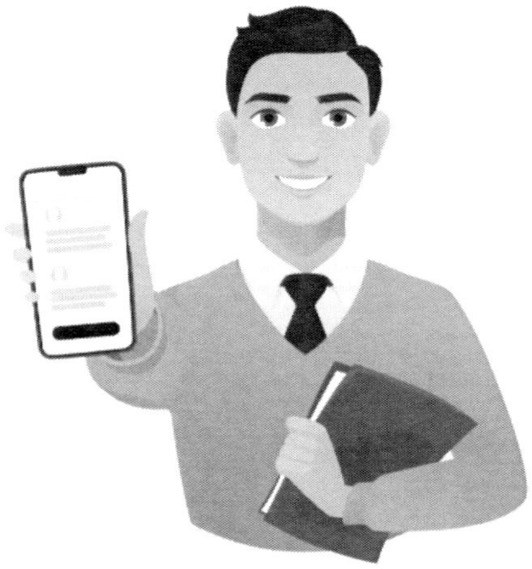

Übungsmaterialien

Übung: Medizin

Darum geht es in dieser Übung: In diesem Themenbereich findest du Aufgaben, bei denen du dein Wissen im Bereich der Medizin geprüft wird. Dein Lernziel ist es, ein Verständnis für medizinische Fachbegriffe und Zusammenhänge zu entwickeln.

Tipp: Wie immer kannst du diese Seite hier nutzen, um dir einige Notizen zu machen. Du kannst zum Beispiel festhalten, welche Erwartungen du an den Test hast, was dir beim Üben aufgefallen ist oder was dir besonders schwer oder leicht gefallen ist.

🚀 Deine Notizen:

Aufgaben

Frage 1:

Wie viel Liter Luft atmet der Mensch täglich durchschnittlich ein?

- ☐ A: 9000l
- ☐ B: 39000l
- ☐ C: 19000l
- ☐ D: 29000l

Frage 2:

Was versteht man unter Paraparese?

- ☐ A: Schwäche einer Körperseite (Lähmungserscheinungen)
- ☐ B: Schwäche beider Körperseiten (Lähmungserscheinungen)
- ☐ C: Vollständige Lähmung einer Körperseite
- ☐ D: Vollständige Lähmung beider Körperseiten

Frage 3:

Welche Aussage über Diabetes mellitus stimmt nicht?

- ☐ A: Es existieren die Formen Diabetes Typ I und Typ II.
- ☐ B: Es handelt sich um eine fortschreitende Erkrankung der Leber.
- ☐ C: Diabetes mellitus Typ II geht einher mit einer Insulinresistenz der Körperzellen.
- ☐ D: Es gibt speziell ausgebildete Diabetologen.

Frage 4:

Was hat ein Mensch, der medizinisch als "adipös" bezeichnet wird?

- ☐ A: starkes Untergewicht
- ☐ B: starkes Übergewicht
- ☐ C: Schmerzen unklarer Herkunft
- ☐ D: Wahnvorstellungen

Frage 5:

Was versteht man unter Hemiplegie?

- ☐ A: Schwäche einer Körperseite (Lähmungserscheinungen)
- ☐ B: Schwäche beider Körperseiten (Lähmungserscheinungen)
- ☐ C: Vollständige Lähmung einer Körperseite
- ☐ D: Vollständige Lähmung beider Körperseiten

Frage 6:

Welches lebenswichtige Organ ist bei Hepatitis betroffen?

- ☐ A: Nieren
- ☐ B: Lunge
- ☐ C: Herz
- ☐ D: Leber

Frage 7:

Was ist kein Schmerzmittel?

- ☐ A: Acetylsalicylsäure
- ☐ B: Ibuprofen
- ☐ C: Diclofenac
- ☐ D: Heparin

Frage 8:

Wenn man von "Exkretion" spricht, meint man...?

- ☐ A: Ausscheidung
- ☐ B: Ausschneidung
- ☐ C: Auflösung
- ☐ D: Austrocknung

Frage 9:

Welche dieser Krankheiten zählt nicht zu den Stoffwechselkrankheiten?

- ☐ A: Diabetes mellitus
- ☐ B: Marfan-Syndrom
- ☐ C: Gicht
- ☐ D: Osteoporose

Frage 10:

Durch den Mangel an welchem Vitamin kann Nachtblindheit entstehen?

- ☐ A: Vitamin E
- ☐ B: Vitamin D
- ☐ C: Vitamin C
- ☐ D: Vitamin A

Frage 11:

Was bedeutet PET-Verfahren?

- ☐ A: Positronen-Emissions Tomografie
- ☐ B: Possible Electron Technique
- ☐ C: Productive Energy Vehicle
- ☐ D: Protonen-Emissions Technik

Frage 12:

Wo befinden sich die Nieren im menschlichen Körper?

- ☐ A: neben der Wirbelsäule im unteren Drittel links und rechts
- ☐ B: im Becken vor der Harnblase
- ☐ C: unterhalb des Herzens
- ☐ D: auf der linken Seite auf Taillenhöhe

Frage 13:

Wie viele Fingerglieder hat eine menschliche Hand?

- ☐ A: 14
- ☐ B: 5
- ☐ C: 15
- ☐ D: 23

Frage 14:

Was ist Parodontitis?

- ☐ A: Netzhautentzündung
- ☐ B: Schleimhautentzündung
- ☐ C: Zahnfleischentzündung
- ☐ D: Nagelbettentzündung

Frage 15:

Was ist der Rhythmus für eine Herzdruckmassage? (Herzdruckmassage - Atemspende)

- ☐ A: 10 : 1
- ☐ B: 20 : 5
- ☐ C: 30 : 2
- ☐ D: 5 : 1

Frage 16:

Wie viel Liter Blut hat ein erwachsener Mensch (70kg) circa?

- ☐ A: 2-3 Liter
- ☐ B: 4-5 Liter
- ☐ C: 5-6 Liter
- ☐ D: 7-8 Liter

Frage 17:

Mit welchem Fachbereich beschäftigt sich die Orthopädie?

- ☐ A: Der Orthopäde behandelt Erkrankungen des Stütz- und Bewegungsapparates.
- ☐ B: Der Orthopäde behandelt Blinddarmentzündungen, Krampfadern, ...
- ☐ C: Der Orthopäde führt Schönheitsoperationen durch.
- ☐ D: Der Orthopäde behandelt Augenerkrankungen und prüft auf eine Fehlsichtigkeit hin.

Frage 18:

Welche Werte entscheiden häufig über Herzinfarkt- oder Schlaganfallrisiko?

- ☐ A: Salmonellen
- ☐ B: Cholesterin
- ☐ C: Streptookokken
- ☐ D: Leukozyten

Frage 19:

Welche Kinderkrankheit wird medizinisch "Poliomyelitis" genannt?

- ☐ A: Windpocken
- ☐ B: Keuchhusten
- ☐ C: Kinderlähmung
- ☐ D: Masern

Frage 20:

Sedativa sind Medikamente...?

- ☐ A: die den Blutdruck senken
- ☐ B: die Eisenmangel ausgleichen
- ☐ C: die beruhigend wirken
- ☐ D: die Fieber senken

Lösungen

Aufgabe 1:

Korrekt ist hier C.

Aufgabe 2:

Korrekt ist hier B.

Aufgabe 3:

Korrekt ist hier B.

Aufgabe 4:

Korrekt ist hier B.

Aufgabe 5:

Korrekt ist hier C.

Aufgabe 6:

Korrekt ist hier D.

Aufgabe 7:

Korrekt ist hier D.

Aufgabe 8:

Korrekt ist hier A.

Aufgabe 9:

Korrekt ist hier B.

Aufgabe 10:

Korrekt ist hier D.

Aufgabe 11:

Korrekt ist hier A.

Aufgabe 12:

Korrekt ist hier A.

Aufgabe 13:

Korrekt ist hier A.

Aufgabe 14:

Korrekt ist hier C.

Aufgabe 15:

Korrekt ist hier C.

Aufgabe 16:

Korrekt ist hier B.

Aufgabe 17:

Korrekt ist hier A.

Aufgabe 18:

Korrekt ist hier B.

Aufgabe 19:

Korrekt ist hier C.

Aufgabe 20:

Korrekt ist hier C.

Selbsteinschätzung

Medizin - Test

Auf dieser Seite kannst du deinen Lernfortschritt dokumentieren. Das hilft dir dabei, deinen Lernfortschritt zu reflektieren und ein Gefühl dafür zu bekommen, wie sicher du in diesem Themenbereich bereits bist.

Die Aufgaben dieses Tests fielen mir leicht.

○ Stimme gar nicht zu | ○ Stimme eher nicht zu | ○ Ich bin neutral | ○ Stimme eher zu | ○ Stimme voll zu

Die Aufgaben, bei denen ich mir sicher war, waren dann auch richtig.

○ Stimme gar nicht zu | ○ Stimme eher nicht zu | ○ Ich bin neutral | ○ Stimme eher zu | ○ Stimme voll zu

Ich habe die Aufgabenstellung immer gut verstanden.

○ Stimme gar nicht zu | ○ Stimme eher nicht zu | ○ Ich bin neutral | ○ Stimme eher zu | ○ Stimme voll zu

Ich war beim Lösen der Aufgaben schnell.

○ Stimme gar nicht zu | ○ Stimme eher nicht zu | ○ Ich bin neutral | ○ Stimme eher zu | ○ Stimme voll zu

Ich habe eine gute Strategie entwickelt, wie ich an die Aufgabe herangehen kann.

○ Stimme gar nicht zu | ○ Stimme eher nicht zu | ○ Ich bin neutral | ○ Stimme eher zu | ○ Stimme voll zu

TestHelden
Discord-Community

Schon gewusst? Am besten lernt es sich gemeinsam. Deshalb bieten wir dir die Möglichkeit, dich mit Anderen zu vernetzen. Teile jetzt deine Ergebnisse in unserer Lerngruppe auf Discord und lass uns in den Austausch treten! Schreibe in deine Nachricht einfach das Stichwort "Lernfortschritt" und den Namen des Tests.

Zu unseren Lerngruppen geht es hier:
www.testhelden.com/discord

Übung: Chemie

Darum geht es in dieser Übung: In diesem Themenbereich findest du Aufgaben, bei denen du dein Wissen im Bereich der Chemie und der chemischen Fachterminologie geprüft wird. Dein Lernziel ist es, ein Verständnis für chemische Reaktionen und Zusammenhänge sowie die Bedeutung chemischer Prozesse zu entwickeln.

Tipp: Wie immer kannst du diese Seite hier nutzen, um dir einige Notizen zu machen. Du kannst zum Beispiel festhalten, welche Erwartungen du an den Test hast, was dir beim Üben aufgefallen ist oder was dir besonders schwer oder leicht gefallen ist.

🚀 Deine Notizen:

Aufgaben

Frage 1:

Was ergibt das sogenannte Knallgas, ein hochexplosiver Stoff?

- ☐ A: Wasserstoff & Helium
- ☐ B: Sauerstoff & Wasserstoff
- ☐ C: Ozon & Sauerstoff
- ☐ D: Sauerstoff & Helium

Frage 2:

Was bezeichnet der Begriff "Elektronendonator"?

- ☐ A: Nimmt Elektronen vorzugsweise auf
- ☐ B: Behält Elektronen
- ☐ C: Hält sich von Elektronen fern
- ☐ D: Gibt Elektronen vorzugsweise ab

Frage 3:

Stickstoff liegt bei Raumtemperatur gasförmig vor. Wie wird diese Eigenschaft bezeichnet?

- ☐ A: Temperaturverhalten
- ☐ B: Aggregatzustand
- ☐ C: Leichtigkeit
- ☐ D: Kondensationszustand

Frage 4:

Wie nennt man den chemischen Vorgang, bei dem Stoffe in die einzelnen Bestandteile zerlegt werden?

- ☐ A: Oxidation
- ☐ B: Reduktion
- ☐ C: Synthese
- ☐ D: Analyse

Frage 5:

Was ist kein Edelgas?

- ☐ A: Helium
- ☐ B: Sauerstoff
- ☐ C: Argon
- ☐ D: Neon

Frage 6:

Was ist keine gängige Art Atome und Moleküle aufzuzeichnen?

- ☐ A: Valenzstrichformel
- ☐ B: Neutronen & Elektronen
- ☐ C: Summenformel
- ☐ D: Lewis-Schreibweise

Frage 7:

Welcher chemische Stoff wird als radioaktives Gift verwendet?

- ☐ A: Plutonium
- ☐ B: Kalium
- ☐ C: Silizium
- ☐ D: Selen

Frage 8:

Von welchem Element ist Fe das Elementsymbol im PSE?

- ☐ A: Fluor
- ☐ B: Eisen
- ☐ C: Gold
- ☐ D: Vanadium

Frage 9:

Viele Stoffgemische liegen als Suspension vor. Mit welchem Verfahren lässt sich eine Suspension nicht trennen (in einzelne Bestandteile)?

- ☐ A: Zentrifugieren
- ☐ B: Filtration
- ☐ C: UV-Strahlung
- ☐ D: Sedimentation

Frage 10:

Welche Zuordnung von Elementsymbol und Elementname ist falsch?

- ☐ A: Ka-Kalium
- ☐ B: H-Wasserstoff
- ☐ C: Zn-Zink
- ☐ D: Sn-Zinn

Frage 11:

Womit beschäftigt sich die organische Chemie?

- ☐ A: Wasser
- ☐ B: Kohlenstoffverbindungen
- ☐ C: Metalle
- ☐ D: Halogene

Frage 12:

Wie lautet das Elementsymbol von Schwefel?

- ☐ A: Sw
- ☐ B: Schw
- ☐ C: Se
- ☐ D: S

Frage 13:

Was ist keine vertiefende Richtung der Chemie?

- ☐ A: Physikalische Chemie
- ☐ B: Anorganische Chemie
- ☐ C: Organische Chemie
- ☐ D: Ökologische Chemie

Frage 14:

Woraus besteht Gips?

- ☐ A: Calciumnitrat
- ☐ B: Calciumsulfat
- ☐ C: Calciumhydroxid
- ☐ D: Calciumsulfid

Frage 15:

Welches Wort passt nicht zum Oberbegriff: Periodensystem der Elemente?

- ☐ A: PSE
- ☐ B: Elektron
- ☐ C: Reinstoff
- ☐ D: Hauptgruppe

Frage 16:

Was ist die korrekte Summenformel für Permanganat?

- ☐ A: MnO4
- ☐ B: HMnO2
- ☐ C: HO2Mn
- ☐ D: MnO2

Frage 17:

Messing ist eine Legierung, die aus zwei Metallen besteht. Aus welchen Metallen besteht Messing?

- ☐ A: Messing ist eine Legierung aus Zink und Kupfer.
- ☐ B: Messing ist eine Legierung aus Zinn und Kupfer.
- ☐ C: Messing ist eine Legierung aus Zinn und Cobalt.
- ☐ D: Messing ist eine Legierung aus Silber und Kupfer.

Frage 18:

Wobei handelt es sich um ungesättigte Fettsäuren?

- ☐ A: Fettsäuren ohne Dopppelbindungen
- ☐ B: Fettsäuren mit Doppelbindungen
- ☐ C: Lineare Fettsäuren
- ☐ D: Verzweigte Fettsäuren

Frage 19:

Was ist die korrekte Summenformel für Nitrat?

- ☐ A: NO3-
- ☐ B: NO2-
- ☐ C: N3
- ☐ D: N2H4

Frage 20:

Was ist die korrekte Summenformel für Natronlauge?

- ☐ A: NaH
- ☐ B: NaOS2
- ☐ C: NaOH
- ☐ D: NaSO4

Lösungen

Aufgabe 1:

Korrekt ist hier B.

Aufgabe 2:

Korrekt ist hier D.

Aufgabe 3:

Korrekt ist hier B.

Aufgabe 4:

Korrekt ist hier D.

Aufgabe 5:

Korrekt ist hier B.

Aufgabe 6:

Korrekt ist hier B.

Aufgabe 7:

Korrekt ist hier A.

Aufgabe 8:

Korrekt ist hier B.

Aufgabe 9:

Korrekt ist hier C.

Aufgabe 10:

Korrekt ist hier A.

Aufgabe 11:

Korrekt ist hier B.

Aufgabe 12:

Korrekt ist hier D.

Aufgabe 13:

Korrekt ist hier D.

Aufgabe 14:

Korrekt ist hier B.

Aufgabe 15:

Korrekt ist hier B.

Aufgabe 16:

Korrekt ist hier A.

Aufgabe 17:

Korrekt ist hier A.

Aufgabe 18:

Korrekt ist hier B.

Aufgabe 19:

Korrekt ist hier A.

Aufgabe 20:

Korrekt ist hier C.

Selbsteinschätzung

Chemie - Test

Auf dieser Seite kannst du deinen Lernfortschritt dokumentieren. Das hilft dir dabei, deinen Lernfortschritt zu reflektieren und ein Gefühl dafür zu bekommen, wie sicher du in diesem Themenbereich bereits bist.

Die Aufgaben dieses Tests fielen mir leicht.

- ○ **Stimme gar nicht zu**
- ○ **Stimme eher nicht zu**
- ○ **Ich bin neutral**
- ○ **Stimme eher zu**
- ○ **Stimme voll zu**

Die Aufgaben, bei denen ich mir sicher war, waren dann auch richtig.

- ○ **Stimme gar nicht zu**
- ○ **Stimme eher nicht zu**
- ○ **Ich bin neutral**
- ○ **Stimme eher zu**
- ○ **Stimme voll zu**

Ich habe die Aufgabenstellung immer gut verstanden.

- ○ **Stimme gar nicht zu**
- ○ **Stimme eher nicht zu**
- ○ **Ich bin neutral**
- ○ **Stimme eher zu**
- ○ **Stimme voll zu**

Ich war beim Lösen der Aufgaben schnell.

- ○ **Stimme gar nicht zu**
- ○ **Stimme eher nicht zu**
- ○ **Ich bin neutral**
- ○ **Stimme eher zu**
- ○ **Stimme voll zu**

Ich habe eine gute Strategie entwickelt, wie ich an die Aufgabe herangehen kann.

- ○ **Stimme gar nicht zu**
- ○ **Stimme eher nicht zu**
- ○ **Ich bin neutral**
- ○ **Stimme eher zu**
- ○ **Stimme voll zu**

TestHelden Discord-Community

Schon gewusst? Am besten lernt es sich gemeinsam. Deshalb bieten wir dir die Möglichkeit, dich mit Anderen zu vernetzen. Teile jetzt deine Ergebnisse in unserer Lerngruppe auf Discord und lass uns in den Austausch treten! Schreibe in deine Nachricht einfach das Stichwort "Lernfortschritt" und den Namen des Tests.

Zu unseren Lerngruppen geht es hier:
www.testhelden.com/discord

Übung: Medizinische Fachbegriffe

Darum geht es in dieser Übung: In der Geschichte der Medizin haben sich schon früh Fachbegriffe herausgebildet. Diese sind wichtig, damit Ärzte, Mediziner, Pfleger und Sanitäter genau und zuverlässig miteinander kommunizieren können. Die wichtigsten Fachbegriffe lernst und überprüfst du in diesem Quiz.

Tipp: Wie immer kannst du diese Seite hier nutzen, um dir einige Notizen zu machen. Du kannst zum Beispiel festhalten, welche Erwartungen du an den Test hast, was dir beim Üben aufgefallen ist oder was dir besonders schwer oder leicht gefallen ist.

Deine Notizen:

Aufgaben

Frage 1:

Wofür steht "Hypo" in der medizinischen Terminologie?

- ☐ A: Über
- ☐ B: Unter
- ☐ C: Gleich
- ☐ D: Ober

Frage 2:

flüssiger Anteil des Blutes – Welcher Fachbegriff passt zu dieser Bedeutung?

- ☐ A: Aneurysma
- ☐ B: Blutplasma
- ☐ C: Exspiration
- ☐ D: Inspiration

Frage 3:

Wie lautet der korrekte Fachbegriff für zu hoher Zuckergehalt des Blutes?

- ☐ A: Arteria brachialis
- ☐ B: Dyspnoe
- ☐ C: Hyperglykämie
- ☐ D: intrazellulär

Frage 4:

Was ist medizinischer Sauerstoff?

- ☐ A: Ein farbloses, geruchloses und geschmackloses Gas
- ☐ B: Ein farbiges, duftendes und schmeckendes Gas
- ☐ C: Ein farbloses, riechendes und schmeckendes Gas
- ☐ D: Ein farbiges, geruchloses und geschmackloses Gas

Frage 5:

Wer darf Arzneimittel verabreichen?

- ☐ A: Nur Ärzte
- ☐ B: Nur Pflegefachkräfte
- ☐ C: Nur Apotheker
- ☐ D: Pflegefachassistenz nach ärztlicher Anordnung

Frage 6:

Wie lautet der korrekte Fachbegriff für Drüse, die Hormone ins Blut abgibt?

- ☐ A: Abdomen
- ☐ B: Atherosklerose
- ☐ C: endokrine Drüse
- ☐ D: Hypertonie

Frage 7:

Was bedeutet der Fachbegriff Lungenemphysem?

- ☐ A: Überblähung der Lunge
- ☐ B: Rippenfell und Lungenfell
- ☐ C: dreizipflige Segelklappe

Frage 8:

Welche der folgenden Aussagen zur Verabreichung von Arzneimitteln ist richtig?

- ☐ A: Arzneimittel können nur intravenös verabreicht werden
- ☐ B: Arzneimittel können nur oral verabreicht werden
- ☐ C: Arzneimittel können nur lokal verabreicht werden
- ☐ D: Arzneimittel können auf verschiedene Weisen verabreicht werden

Frage 9:

Was ist mit diesem Fachbegriff gemeint? – Ventrikel

- ☐ A: Medikament zur Erschlaffung der Skelettmuskulatur
- ☐ B: Blutvergiftung
- ☐ C: Kammer

Frage 10:

Wurmfortsatz des Blinddarmes – Welcher Fachbegriff passt zu dieser Bedeutung?

- ☐ A: Appendix
- ☐ B: Duodenum
- ☐ C: Hämatom
- ☐ D: Kapillare

Frage 11:

Gehirn – Welcher Fachbegriff passt zu dieser Bedeutung?

- ☐ A: Aorta
- ☐ B: Cerebrum
- ☐ C: Fraktur
- ☐ D: Intoxikation

Frage 12:

Wie lautet der korrekte Fachbegriff für Stimmritze?

- ☐ A: Appendix
- ☐ B: Diffusion
- ☐ C: Glottis
- ☐ D: Hypotonie

Frage 13:

Was bedeutet der Wortteil "Hyper" im medizinischen Kontext?

- ☐ A: Überhalb
- ☐ B: Unterhalb
- ☐ C: Innerhalb
- ☐ D: Gleich

Frage 14:

Wie lautet der korrekte Fachbegriff für zu geringer Blutdruck?

- ☐ A: Abdomen
- ☐ B: Atherosklerose
- ☐ C: Epithel
- ☐ D: Hypotonie

Frage 15:

Was ist mit diesem Fachbegriff gemeint? – Septum

- ☐ A: Herzmuskelgewebe
- ☐ B: Scheidewand
- ☐ C: Vene

Frage 16:

Was ist mit diesem Fachbegriff gemeint? – Pleura

- ☐ A: Überblähung der Lunge
- ☐ B: Rippenfell und Lungenfell
- ☐ C: Luftröhre

Frage 17:

Atemnot – Welcher Fachbegriff passt zu dieser Bedeutung?

- ☐ A: Arachnoidea
- ☐ B: Dyspnoe
- ☐ C: Hyperglykämie
- ☐ D: Kapillare

Frage 18:

Gib den Fachbegriff für - innerhalb der Zelle - an.

Deine Lösung:

✎ ______________________________

Frage 19:

Was bedeutet der Fachbegriff Mydriasis?

☐ A: Weitstellung der Pupille
☐ B: Blutvergiftung
☐ C: Kammer

Frage 20:

Was bedeutet der Fachbegriff Periost?

☐ A: Knochenhaut
☐ B: Blutplättchen
☐ C: Gefäßengstellung

Lösungen

Aufgabe 1:

Korrekt ist hier B.

Aufgabe 2:

Korrekt ist hier B.

Aufgabe 3:

Korrekt ist hier C.

Aufgabe 4:

Korrekt ist hier A.

Aufgabe 5:

Korrekt ist hier D.

Aufgabe 6:

Korrekt ist hier C.

Aufgabe 7:

Korrekt ist hier A.

Aufgabe 8:

Korrekt ist hier D.

Aufgabe 9:

Korrekt ist hier C.

Aufgabe 10:

Korrekt ist hier A.

Aufgabe 11:

Korrekt ist hier B.

Aufgabe 12:

Korrekt ist hier C.

Aufgabe 13:

Korrekt ist hier A.

Aufgabe 14:

Korrekt ist hier D.

Aufgabe 15:

Korrekt ist hier B.

Aufgabe 16:

Korrekt ist hier B.

Aufgabe 17:

Korrekt ist hier B.

Aufgabe 18:

Korrekt ist hier intrazellulär. intrazellulär ist der Begriff, der hier gesucht wird.

Aufgabe 19:

Korrekt ist hier A.

Aufgabe 20:

Korrekt ist hier A.

Selbsteinschätzung

Medizinische Fachbegriffe - Test

Auf dieser Seite kannst du deinen Lernfortschritt dokumentieren. Das hilft dir dabei, deinen Lernfortschritt zu reflektieren und ein Gefühl dafür zu bekommen, wie sicher du in diesem Themenbereich bereits bist.

Die Aufgaben dieses Tests fielen mir leicht.

○ Stimme gar nicht zu | ○ Stimme eher nicht zu | ○ Ich bin neutral | ○ Stimme eher zu | ○ Stimme voll zu

Die Aufgaben, bei denen ich mir sicher war, waren dann auch richtig.

○ Stimme gar nicht zu | ○ Stimme eher nicht zu | ○ Ich bin neutral | ○ Stimme eher zu | ○ Stimme voll zu

Ich habe die Aufgabenstellung immer gut verstanden.

○ Stimme gar nicht zu | ○ Stimme eher nicht zu | ○ Ich bin neutral | ○ Stimme eher zu | ○ Stimme voll zu

Ich war beim Lösen der Aufgaben schnell.

○ Stimme gar nicht zu | ○ Stimme eher nicht zu | ○ Ich bin neutral | ○ Stimme eher zu | ○ Stimme voll zu

Ich habe eine gute Strategie entwickelt, wie ich an die Aufgabe herangehen kann.

○ Stimme gar nicht zu | ○ Stimme eher nicht zu | ○ Ich bin neutral | ○ Stimme eher zu | ○ Stimme voll zu

TestHelden
Discord-Community

Schon gewusst? Am besten lernt es sich gemeinsam. Deshalb bieten wir dir die Möglichkeit, dich mit Anderen zu vernetzen. Teile jetzt deine Ergebnisse in unserer Lerngruppe auf Discord und lass uns in den Austausch treten! Schreibe in deine Nachricht einfach das Stichwort "Lernfortschritt" und den Namen des Tests.

Zu unseren Lerngruppen geht es hier:
www.testhelden.com/discord

Übung: Arbeiten in medizinischen Berufen

Darum geht es in dieser Übung: Der medizinische Bereich unterscheidet sich wesentlich von anderen Berufs- und Wirtschaftszweigen. In diesem Test prüfst du dein Wissen zu medizinischen Berufen.

> Tipp: Wie immer kannst du diese Seite hier nutzen, um dir einige Notizen zu machen. Du kannst zum Beispiel festhalten, welche Erwartungen du an den Test hast, was dir beim Üben aufgefallen ist oder was dir besonders schwer oder leicht gefallen ist.

🚀 Deine Notizen:

Aufgaben

Frage 1:

Welche Verbände sind Teil der Deutschen Krankenhausgesellschaft?

- ☐ A: AWO
- ☐ B: DRK
- ☐ C: VUD
- ☐ D: DStGB

Frage 2:

Was zeichnet Personen im medizinischen Bereich aus, die als "Springer" eingesetzt werden?

- ☐ A: Springer sind in mehreren Bereichen tätig.
- ☐ B: Springer sind im sogenannten "unsterilen Dienst" tätig.
- ☐ C: Springer werden oft verwendet, um Personalnot auszugleichen.

Frage 3:

Währe diejenigen Berufe aus, bei denen eine genaue Dokumenation ein wesentlicher Teil der Arbeit ist.

- ☐ A: ATAs
- ☐ B: OTAs
- ☐ C: CTAs
- ☐ D: MTAs

Frage 4:

Eine MTLA...

- ☐ A: ... kümmert sich z.B. um die Aufbereitung von Gewebeproben.
- ☐ B: ... erstellt Befunde.
- ☐ C: ... erstellt Präparate.
- ☐ D: ... hat in der Regel direkten Patientenkontakt.

Frage 5:

Personen im "unsterilen" Dienst...

- ☐ A: ... müssen sich nicht die Hände waschen.
- ☐ B: ... werden unter anderem dafür eingesetzt, fehlende Utensilien aus anderen Bereichen zu besorgen.
- ☐ C: ... bleiben immer im OP-Saal.
- ☐ D: ... sind oft für die Dokumentation zuständig.

Frage 6:

Wähle typische Aufgaben aus, die sogenannte OTAs (operationstechnische Assistenten) übernehmen.

- ☐ A: Sterilisieren und reinigen von OP-Instrumenten
- ☐ B: Dokumentation
- ☐ C: Zureichen von OP-Instrumenten
- ☐ D: Assistenz bei der Operation

Frage 7:

Wähle alle korrekten Optionen aus. Die DKA...

- ☐ A: ... ist die Deutsche Krankenhausgesellschaft.
- ☐ B: ... ist ein Interessenverband.
- ☐ C: ... soll fördern, dass das Krankenhauswesen seinen gesetzlichen Aufgaben erfolgreich nachkommen kann.
- ☐ D: ... nimmt keinen Einfluss auf die Politik.

Frage 8:

Wähle typische Aufgaben aus, die sogenannte MTAs (medizinisch-technische Assistenten) übernehmen.

- ☐ A: Durchführung von Laboruntersuchungen
- ☐ B: Anfertigen von Röntgenaufnahmen
- ☐ C: Durchführung von Diagnostikverfahren
- ☐ D: Zureichen von OP-Instrumenten

Frage 9:

Wähle typische Aufgaben aus, die sogenannte PKAs (pharmazeutisch-kaufmännische Angestellte) übernehmen.

- ☐ A: Bestandskontrollen
- ☐ B: Kundenberatung
- ☐ C: Rezeptverwaltung
- ☐ D: Bedienung chirurgischer Geräte

Frage 10:

Welche Berufsgruppe ist in erster Linie dafür zuständig, dass eine Person im OP nicht ungewollt aufwacht?

- ☐ A: ein ATA
- ☐ B: ein OTA
- ☐ C: ein CTA
- ☐ D: ein PKA

Frage 11:

Personen im "sterilen" Dienst...

- ☐ A: ... arbeiten besonders eng mit Ärzten zusammen.
- ☐ B: ... werden unter anderem dafür eingesetzt, fehlende Utensilien aus anderen Bereichen zu besorgen.
- ☐ C: ... bleiben in der Regel im Behandlungssaal, bis eine Behandlung abgeschlossen ist.
- ☐ D: ... müssen sich nicht die Hände waschen.

Frage 12:

Wähle typische Aufgaben aus, die sogenannte ATAs (anästhesietechnische Assistenten) übernehmen.

- ☐ A: Überwachung des Zustandes des Patienten
- ☐ B: Assistenz bei Sedierungen
- ☐ C: Kontrolle von Beatmungsgeräten
- ☐ D: Nachsorge im Aufwachraum

Frage 13:

Wähle typische Aufgaben aus, die sogenannte CTAs (chirurgisch-technische Assistenten) übernehmen.

- ☐ A: Assistenz bei chirurgischen Eingriffen
- ☐ B: Bedienung chirurgischer Geräte
- ☐ C: Vorbereitung und Prüfung chirurgischer Geräte
- ☐ D: Dokumentation

Frage 14:

Üblicherweise werden in medizinischen Berufen lange Begriffe abgekürzt. Wofür steht ZNA?

- ☐ A: Zentrale Notaufnahme
- ☐ B: Zentraler Notstand
- ☐ C: Zügige Narkose
- ☐ D: Zügige Beatmung

Lösungen

Aufgabe 1:

Korrekt ist hier A und B und C und D.

Aufgabe 2:

Korrekt ist hier A und B und C.

Aufgabe 3:

Korrekt ist hier A und B und C und D.

Aufgabe 4:

Korrekt ist hier A und B und C.

Aufgabe 5:

Korrekt ist hier B und D.

Aufgabe 6:

Korrekt ist hier A und B und C und D.

Aufgabe 7:

Korrekt ist hier A und B und C.

Aufgabe 8:

Korrekt ist hier A und B und C.

Aufgabe 9:

Korrekt ist hier A und B und C.

Aufgabe 10:

Korrekt ist hier A.

Aufgabe 11:

Korrekt ist hier A und C.

Aufgabe 12:

Korrekt ist hier A und B und C und D.

Aufgabe 13:

Korrekt ist hier A und B und C und D.

Aufgabe 14:

Korrekt ist hier A.

Selbsteinschätzung

Arbeiten in medizinischen Berufen - Test

Auf dieser Seite kannst du deinen Lernfortschritt dokumentieren. Das hilft dir dabei, deinen Lernfortschritt zu reflektieren und ein Gefühl dafür zu bekommen, wie sicher du in diesem Themenbereich bereits bist.

Die Aufgaben dieses Tests fielen mir leicht.

Stimme gar nicht zu	Stimme eher nicht zu	Ich bin neutral	Stimme eher zu	Stimme voll zu

Die Aufgaben, bei denen ich mir sicher war, waren dann auch richtig.

Stimme gar nicht zu	Stimme eher nicht zu	Ich bin neutral	Stimme eher zu	Stimme voll zu

Ich habe die Aufgabenstellung immer gut verstanden.

Stimme gar nicht zu	Stimme eher nicht zu	Ich bin neutral	Stimme eher zu	Stimme voll zu

Ich war beim Lösen der Aufgaben schnell.

Stimme gar nicht zu	Stimme eher nicht zu	Ich bin neutral	Stimme eher zu	Stimme voll zu

Ich habe eine gute Strategie entwickelt, wie ich an die Aufgabe herangehen kann.

Stimme gar nicht zu	Stimme eher nicht zu	Ich bin neutral	Stimme eher zu	Stimme voll zu

TestHelden Discord-Community

Schon gewusst? Am besten lernt es sich gemeinsam. Deshalb bieten wir dir die Möglichkeit, dich mit Anderen zu vernetzen. Teile jetzt deine Ergebnisse in unserer Lerngruppe auf Discord und lass uns in den Austausch treten! Schreibe in deine Nachricht einfach das Stichwort "Lernfortschritt" und den Namen des Tests.

Zu unseren Lerngruppen geht es hier:
www.testhelden.com/discord

Übung: Biologie

Darum geht es in dieser Übung: In diesem Themenbereich findest du Aufgaben, bei denen du dein Wissen im Bereich der Biologie und naturwissenschaftlichen Fachbegriffe geprüft wird. Dein Lernziel ist es, ein Verständnis für biologische Zusammenhänge, Prozesse und Fachterminologie zu entwickeln.

Tipp: Wie immer kannst du diese Seite hier nutzen, um dir einige Notizen zu machen. Du kannst zum Beispiel festhalten, welche Erwartungen du an den Test hast, was dir beim Üben aufgefallen ist oder was dir besonders schwer oder leicht gefallen ist.

Deine Notizen:

Aufgaben

Frage 1:

Wie hieß der Begründer der modernen Evolutionsbiologie?

- ☐ A: Charles Chaplin
- ☐ B: Charles Darwin
- ☐ C: Dmitri Mendelejew
- ☐ D: Gregor Mendel

Frage 2:

Wie viele kcal haben 1g Ballaststoffe?

- ☐ A: 0 kcal
- ☐ B: 10 kcal
- ☐ C: 3 kcal
- ☐ D: 7 kcal

Frage 3:

In welchem Organ spielen "Zapfen" und "Stäbchen" eine wichtige Rolle?

- ☐ A: Im Herz
- ☐ B: Im Magen
- ☐ C: Im Auge
- ☐ D: In den Handwurzelknochen

Frage 4:

Wie nennt man die Verbindung zwischen zwei Nervenzellen?

- ☐ A: Synapse
- ☐ B: Axon
- ☐ C: Dendrikel
- ☐ D: Dendrit

Frage 5:

Was ist ein Walhai?

- ☐ A: Der größte Fisch & das größte Säugetier der Erde
- ☐ B: Der größte Fisch & zweitgrößte Hai der Erde
- ☐ C: Der größte Fisch & größte Hai der Erde
- ☐ D: Der größte Wal & größte Säugetier der Erde

Frage 6:

Was ist kein Bestandteil einer menschlichen Körperzelle?

- ☐ A: Zellkern
- ☐ B: Zellplasma
- ☐ C: Zellmembran
- ☐ D: Weiße Blutkörperchen

Frage 7:

Wie heißt die schützende Haut um das wachsende Geweih eines Hirschs?

- ☐ A: Bast
- ☐ B: Rinde
- ☐ C: Hornhaut
- ☐ D: Layer

Frage 8:

Welches dieser Küsten- und Meeresbewohner ist kein Säugetier?

- ☐ A: Pottwal
- ☐ B: Walhai
- ☐ C: Großer Tümmler
- ☐ D: Kegelrobbe

Frage 9:

Womit beschäftigt sich grob gesagt die Genetik?

- ☐ A: Vererbung = die Erbanlagen und die Weitergabe von Erbmaterial in unseren Genen
- ☐ B: Verhaltensbiologie = warum verschiedene Tierarten sich in einem bestimmten Bewegungsmuster ihrer Beute nähern
- ☐ C: Zelllehre = der Aufbau einer menschlichen Zelle und deren Funktion
- ☐ D: Tierarten = Zuordnungen von Unterarten mit Suffixen und großen Tiergruppen

Frage 10:

Was untersuchte Gregor Mendel mithilfe seiner Experimente mit Erbsen im 19. Jh.?

- ☐ A: Blütenfarbe ändern
- ☐ B: unermüdliche Erträge
- ☐ C: eine bestmögliche Bewässerung
- ☐ D: Vererbung von Merkmalen

Frage 11:

Welches Tier hat mehr Herzen als der Mensch?

- ☐ A: Rottweiler
- ☐ B: Krake
- ☐ C: Tigerhai
- ☐ D: Elefant

Frage 12:

Welche dieser Erbkrankheiten existiert nicht?

- ☐ A: Trisomie 21
- ☐ B: Creutzfeld-Jakob
- ☐ C: Katzenschreisyndrom
- ☐ D: Schnabelcephalopodie

Frage 13:

Wie nennt man die "Lehre von den Zellen" in der biologischen Fachsprache?

- ☐ A: Cytologie
- ☐ B: Neurologie
- ☐ C: Ökologie
- ☐ D: Physiologie

Frage 14:

Was sind sogenannte Prokaryoten?

- ☐ A: Tiere
- ☐ B: wirbellose Fische
- ☐ C: Organismen ohne Zellkern
- ☐ D: ausgestorbene Lebensformen

Frage 15:

Wodurch sind Pflanzen und Bakterien zur Photosynthese befähigt?

- ☐ A: Pheromone
- ☐ B: Terpene
- ☐ C: Chlorophyll
- ☐ D: Blätter

Frage 16:

Was ist die größte Schlange auf dem Land?

- ☐ A: Tigerpython
- ☐ B: Netzpython
- ☐ C: Große Anakonda
- ☐ D: Komodowaran

Frage 17:

Welche Aussage über Bienen stimmt?

- ☐ A: Alle Bienenarten produzieren Honig.
- ☐ B: Die Bienenkönigin hat die gleiche Lebensspanne wie alle anderen Bienen ihres Volkes, innerhalb derselben Art.
- ☐ C: Bienen gehören ihr Leben lang einem Schwarm an in dem sie ihre spezielle Aufgabe haben.
- ☐ D: Die Entwicklung der nächsten Bienenkönigin wird unter anderem durch die Nahrung, die diese ungeschlüpfte Biene erhält, eingeleitet.

Frage 18:

Das menschliche Herz...

- ☐ A: hat 2 Vorhöfe und 2 Kammern.
- ☐ B: hat 4 Vorhöfe und 2 Kammern.
- ☐ C: hat keine Vorhöfe und 2 Kammern.
- ☐ D: hat keine Vorhöfe und 4 Kammern.

Frage 19:

Was gehört nicht zu den Makronährstoffen?

- ☐ A: Ballaststoffe
- ☐ B: Eiweiße
- ☐ C: Fette
- ☐ D: Kohlenhydrate

Frage 20:

Welchen Begriff benutzt man nicht um eine Blütenpflanze zu beschreiben?

- ☐ A: Narbe
- ☐ B: Stempel
- ☐ C: Blütenboden
- ☐ D: Lippenknospe

Lösungen

Aufgabe 1:

Korrekt ist hier B.

Aufgabe 2:

Korrekt ist hier A.

Aufgabe 3:

Korrekt ist hier C.

Aufgabe 4:

Korrekt ist hier A.

Aufgabe 5:

Korrekt ist hier C.

Aufgabe 6:

Korrekt ist hier D.

Aufgabe 7:

Korrekt ist hier A.

Aufgabe 8:

Korrekt ist hier B.

Aufgabe 9:

Korrekt ist hier A.

Aufgabe 10:

Korrekt ist hier D.

Aufgabe 11:

Korrekt ist hier B.

Aufgabe 12:

Korrekt ist hier D.

Aufgabe 13:

Korrekt ist hier A.

Aufgabe 14:

Korrekt ist hier C.

Aufgabe 15:

Korrekt ist hier C.

Aufgabe 16:

Korrekt ist hier C.

Aufgabe 17:

Korrekt ist hier D.

Aufgabe 18:

Korrekt ist hier A.

Aufgabe 19:

Korrekt ist hier A.

Aufgabe 20:

Korrekt ist hier D.

Selbsteinschätzung

Biologie - Test

Auf dieser Seite kannst du deinen Lernfortschritt dokumentieren. Das hilft dir dabei, deinen Lernfortschritt zu reflektieren und ein Gefühl dafür zu bekommen, wie sicher du in diesem Themenbereich bereits bist.

Die Aufgaben dieses Tests fielen mir leicht.

Stimme gar nicht zu	Stimme eher nicht zu	Ich bin neutral	Stimme eher zu	Stimme voll zu
○	○	○	○	○

Die Aufgaben, bei denen ich mir sicher war, waren dann auch richtig.

Stimme gar nicht zu	Stimme eher nicht zu	Ich bin neutral	Stimme eher zu	Stimme voll zu
○	○	○	○	○

Ich habe die Aufgabenstellung immer gut verstanden.

Stimme gar nicht zu	Stimme eher nicht zu	Ich bin neutral	Stimme eher zu	Stimme voll zu
○	○	○	○	○

Ich war beim Lösen der Aufgaben schnell.

Stimme gar nicht zu	Stimme eher nicht zu	Ich bin neutral	Stimme eher zu	Stimme voll zu
○	○	○	○	○

Ich habe eine gute Strategie entwickelt, wie ich an die Aufgabe herangehen kann.

Stimme gar nicht zu	Stimme eher nicht zu	Ich bin neutral	Stimme eher zu	Stimme voll zu
○	○	○	○	○

TestHelden
Discord-Community

Schon gewusst? Am besten lernt es sich gemeinsam. Deshalb bieten wir dir die Möglichkeit, dich mit Anderen zu vernetzen. Teile jetzt deine Ergebnisse in unserer Lerngruppe auf Discord und lass uns in den Austausch treten! Schreibe in deine Nachricht einfach das Stichwort "Lernfortschritt" und den Namen des Tests.

Zu unseren Lerngruppen geht es hier:
www.testhelden.com/discord

Übung: Geografie

Darum geht es in dieser Übung: In diesem Themenbereich werden Fakten weltweiten Geografie abgefragt. Dein Lernziel ist es, dir einen grundlegenden Wissensschatz über die geografischen Phänomene weltweit zu verschaffen.

> Tipp: Wie immer kannst du diese Seite hier nutzen, um dir einige Notizen zu machen. Du kannst zum Beispiel festhalten, welche Erwartungen du an den Test hast, was dir beim Üben aufgefallen ist oder was dir besonders schwer oder leicht gefallen ist.

🚀 Deine Notizen:

Aufgaben

Frage 1:

Es gibt nur eine größere Stadt, die gleichzeitig auf zwei Kontinenten liegt. Wie heißt sie?

- ☐ A: Singapur
- ☐ B: Istanbul
- ☐ C: Anchorage
- ☐ D: Jerusalem

Frage 2:

Wie nennt man die Starkwinde in der Tropos-/ Stratosphäre, die vor allem von Flugzeugen verwendet werden können?

- ☐ A: Jetstream
- ☐ B: Passatwinde
- ☐ C: Äquatorialwinde
- ☐ D: ITC (Innertropische Konvergenzzone)

Frage 3:

Was ist die Hauptstadt der Schweiz?

- ☐ A: Bern
- ☐ B: Zürich
- ☐ C: Genf
- ☐ D: Basel

Frage 4:

Welcher dieser Antworten ist wahr? In München ist es 22:30Uhr, ...

- ☐ A: ...dann ist es in Tokio früh am Morgen desselben Tages.
- ☐ B: ...dann ist es in Tokio spät abends desselben Tages.
- ☐ C: ...dann ist es in Paris 21:30Uhr.
- ☐ D: ...dann ist es in Tokio früh am Morgen des nächsten Tages.

Frage 5:

Welches südamerikanische Land liegt nicht am Meer?

- ☐ A: Brasilien
- ☐ B: Bolivien
- ☐ C: Ecuador
- ☐ D: Peru

Frage 6:

Wer auf dem Felsen von Gibraltar steht und nach Süden blickt, sieht in der Ferne...?

- ☐ A: Marokko
- ☐ B: Malta
- ☐ C: Kreta
- ☐ D: Sizilien

Frage 7:

Welches dieser Länder gehört nicht zur Benelux-Union?

- ☐ A: Belgien
- ☐ B: Niederlande
- ☐ C: Luxemburg
- ☐ D: Frankreich

Frage 8:

In welcher Schicht der Atmosphäre spielt sich das Wetter ab?

- ☐ A: Stratosphäre
- ☐ B: Thermosphäre
- ☐ C: Troposphäre
- ☐ D: Mesosphäre

Frage 9:

Wie heißt die Verbindung zwischen Nordsee und Atlantik?

- ☐ A: Großer Belt
- ☐ B: Öresund
- ☐ C: Ärmelkanal
- ☐ D: Skagerrak

Frage 10:

Wozu verwendet man das Gradnetz in der Geografie?

- ☐ A: Man kann beurteilen ob es sich bei einer Landschaft um Savanne/ Wüste oder Tropengebiet handelt.
- ☐ B: Man kann beurteilen, wie sich die topografische Zusammensetzung eines Landes verhält.
- ☐ C: Man kann die Geschwindigkeit der Mantelkonvektion bestimmen.
- ☐ D: Man kann jeden Punkt auf der Erde genau bestimmen.

Frage 11:

Welches dieser Länder ist kein Industriestaat?

- ☐ A: Frankreich
- ☐ B: Südkorea
- ☐ C: Mazedonien
- ☐ D: Kanada

Frage 12:

Woraus berechnet sich der HDI (Human Development Index) nicht?

- ☐ A: Lebenserwartung
- ☐ B: Bildungsstand
- ☐ C: Sterberate
- ☐ D: Einkommensindex (aus Bruttonationalprodukt)

Frage 13:

Was ist der Mistral?

- ☐ A: Ein Wind.
- ☐ B: Ein Bergmassiv.
- ☐ C: Ein Vulkan.
- ☐ D: Eine Meeresströmung.

Frage 14:

Welcher dieser Vulkane ist nicht auf europäischem Gebiet?

- ☐ A: Stromboli
- ☐ B: Ätna
- ☐ C: Eyjafjallajökull
- ☐ D: Mauna Loa

Frage 15:

Warum wächst das "Dach der Welt", der Himalaya, jährlich um bis zu zehn Millimeter?

- ☐ A: Weil vulkanische Aktivitäten das Gebirge aufwerfen.
- ☐ B: Weil der indische Subkontinent kontinuierlich nach Norden "wandert".
- ☐ C: Weil die eurasische Platte nach Süden drückt.
- ☐ D: Dieser Eindruck entsteht nur, weil die umliegenden Regionen absinken.

Frage 16:

Von wo nach wo rotiert die Erdachse?

- ☐ A: Ost nach West
- ☐ B: West nach Ost
- ☐ C: Süd nach Nord
- ☐ D: Nord nach Süd

Frage 17:

Welches dieser Länder ist kein Entwicklungsland?

- ☐ A: Mexiko
- ☐ B: Nigeria
- ☐ C: Papua-Neuguinea
- ☐ D: Madagaskar

Frage 18:

Wie heißt die Hauptstadt Australiens?

- ☐ A: Canberra
- ☐ B: Sydney
- ☐ C: Melbourne
- ☐ D: Perth

Frage 19:

Welche Geschwindigkeit (in km/h) können Lawinen erreichen?

- ☐ A: 100 km/h
- ☐ B: 150 km/h
- ☐ C: 200 km/h
- ☐ D: 300 km/h

Frage 20:

Wo befindet sich der berühmte Trevi Brunnen?

- ☐ A: Neapel
- ☐ B: Venedig
- ☐ C: Tropea
- ☐ D: Rom

Lösungen

Aufgabe 1:

Korrekt ist hier B.

Aufgabe 2:

Korrekt ist hier A.

Aufgabe 3:

Korrekt ist hier A.

Aufgabe 4:

Korrekt ist hier D.

Aufgabe 5:

Korrekt ist hier B.

Aufgabe 6:

Korrekt ist hier A.

Aufgabe 7:

Korrekt ist hier D.

Aufgabe 8:

Korrekt ist hier C.

Aufgabe 9:

Korrekt ist hier C.

Aufgabe 10:

Korrekt ist hier D.

Aufgabe 11:

Korrekt ist hier C.

Aufgabe 12:

Korrekt ist hier C.

Aufgabe 13:

Korrekt ist hier A.

Aufgabe 14:

Korrekt ist hier D.

Aufgabe 15:

Korrekt ist hier B.

Aufgabe 16:

Korrekt ist hier B.

Aufgabe 17:

Korrekt ist hier A.

Aufgabe 18:

Korrekt ist hier A.

Aufgabe 19:

Korrekt ist hier D.

Aufgabe 20:

Korrekt ist hier D.

Selbsteinschätzung

Geografie - Test

Auf dieser Seite kannst du deinen Lernfortschritt dokumentieren. Das hilft dir dabei, deinen Lernfortschritt zu reflektieren und ein Gefühl dafür zu bekommen, wie sicher du in diesem Themenbereich bereits bist.

Die Aufgaben dieses Tests fielen mir leicht.

○	○	○	○	○
Stimme gar nicht zu	Stimme eher nicht zu	Ich bin neutral	Stimme eher zu	Stimme voll zu

Die Aufgaben, bei denen ich mir sicher war, waren dann auch richtig.

○	○	○	○	○
Stimme gar nicht zu	Stimme eher nicht zu	Ich bin neutral	Stimme eher zu	Stimme voll zu

Ich habe die Aufgabenstellung immer gut verstanden.

○	○	○	○	○
Stimme gar nicht zu	Stimme eher nicht zu	Ich bin neutral	Stimme eher zu	Stimme voll zu

Ich war beim Lösen der Aufgaben schnell.

○	○	○	○	○
Stimme gar nicht zu	Stimme eher nicht zu	Ich bin neutral	Stimme eher zu	Stimme voll zu

Ich habe eine gute Strategie entwickelt, wie ich an die Aufgabe herangehen kann.

○	○	○	○	○
Stimme gar nicht zu	Stimme eher nicht zu	Ich bin neutral	Stimme eher zu	Stimme voll zu

TestHelden
Discord-Community

Schon gewusst? Am besten lernt es sich gemeinsam. Deshalb bieten wir dir die Möglichkeit, dich mit Anderen zu vernetzen. Teile jetzt deine Ergebnisse in unserer Lerngruppe auf Discord und lass uns in den Austausch treten! Schreibe in deine Nachricht einfach das Stichwort "Lernfortschritt" und den Namen des Tests.

Zu unseren Lerngruppen geht es hier:
www.testhelden.com/discord

Übung: Physik

Darum geht es in dieser Übung: In diesem Themenbereich werden allgemeine Fragen zum Thema Physik abgefragt. Dein Lernziel ist es, dir einen Überblick über physikalische Phänomene, Einheiten und Gleichungen anzueignen.

Tipp: Wie immer kannst du diese Seite hier nutzen, um dir einige Notizen zu machen. Du kannst zum Beispiel festhalten, welche Erwartungen du an den Test hast, was dir beim Üben aufgefallen ist oder was dir besonders schwer oder leicht gefallen ist.

Deine Notizen:

Aufgaben

Frage 1:

Bei Kurzsichtigkeit verwendet man ... .

- ☐ A: Konvexlinsen
- ☐ B: Konkavlinsen
- ☐ C: Konvexkonkavlinsen
- ☐ D: Kontaktlinsen

Frage 2:

Welche Linsen werden in einer Lupe verwendet?

- ☐ A: Konkave Linsen
- ☐ B: Konvexe Linsen
- ☐ C: Konfektionslinsen
- ☐ D: Kontaktlinsen

Frage 3:

Was untersucht die Physik?

- ☐ A: Grundlegende Phänomene der Natur
- ☐ B: Den Menschen
- ☐ C: Fehler in der Mathematik
- ☐ D: Mechanische Erkenntnisse

Frage 4:

Welchen Begriff verbindet man mit Elektronen?

- ☐ A: Spinrichtung
- ☐ B: Zeit
- ☐ C: Protonendichte
- ☐ D: Neutronenzahl

Frage 5:

Die Arbeit gibt man in ... an.

- ☐ A: Joule
- ☐ B: Newston
- ☐ C: Leistung
- ☐ D: Zeit

Frage 6:

Wo begegnet uns regelmäßig der Doppler-Effekt?

- ☐ A: bei einem vorbeifahrenden Krankenwagen mit Sirene
- ☐ B: am Eingang eines Einkaufscenters mit automatischer Tür
- ☐ C: beim Anfassen eines Autos, wenn man einsteigt
- ☐ D: zuhause beim Anschalten einer Verteilersteckdose

Frage 7:

Die Stromstärke gibt man in ... an.

- ☐ A: Volt
- ☐ B: Ampere
- ☐ C: Pascal
- ☐ D: Newton

Frage 8:

Welche Einheit wurde nach Newton benannt?

- ☐ A: Kraft
- ☐ B: Druck
- ☐ C: Geschwindigkeit
- ☐ D: Leistung

Frage 9:

Wie wird die potenzielle Energie eines Körpers berechnet?

- ☐ A: E = m * g * h
- ☐ B: E = m * c
- ☐ C: E = m * g / h
- ☐ D: E = a * t

Frage 10:

Wie lautet die Formel für das Ohmsche Gesetz?

- ☐ A: I = U / R
- ☐ B: L = U / R
- ☐ C: U = K / R
- ☐ D: U + R = I

Frage 11:

Wie lange braucht die Erde für einen Umlauf um die Sonne?

- ☐ A: 1 Tag
- ☐ B: 1 Jahr
- ☐ C: 30 Tage
- ☐ D: 4 Jahre

Frage 12:

Gegeben sind zwei Pendel. Welches Pendel hat die höhere Schwingungsdauer?

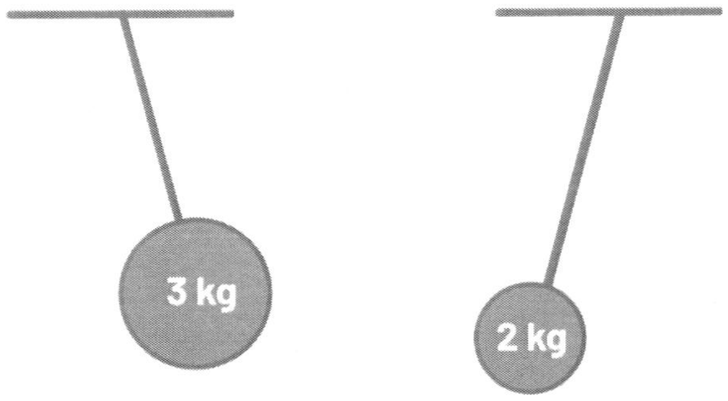

A: das linke Pendel

B: das rechte Pendel

Frage 13:

Welche Art der radioaktiven Strahlung lässt sich am schwersten abschirmen?

- ☐ A: Gammastrahlung
- ☐ B: Alphastrahlung
- ☐ C: Betastrahlung
- ☐ D: Omegastrahlung

Frage 14:

Was ist kein Teilgebiet der Physik?

- ☐ A: Mechanik
- ☐ B: Optik
- ☐ C: Elektrotechnik
- ☐ D: Mystik

Frage 15:

Licht tritt von Luft in einen Glaskörper ein. Der Eintrittswinkel ist 30°. Wie verändert sich der Austrittswinkel?

- ☐ A: Austrittswinkel ist kleiner Eintrittswinkel
- ☐ B: Austrittswinkel ist größer Eintrittswinkel
- ☐ C: Austrittswinkel ist gleich Eintrittswinkel
- ☐ D: Der Lichtstrahl reflektiert an der Fläche und wird gespiegelt

Frage 16:

Auf der Abbildung siehst du ein Kugelstoßpendel, das aus Metallkugeln besteht. Welche Kugeln werden sich sichtbar zur Seite bewegen, sobald Kugel A auf Kugel B trifft?

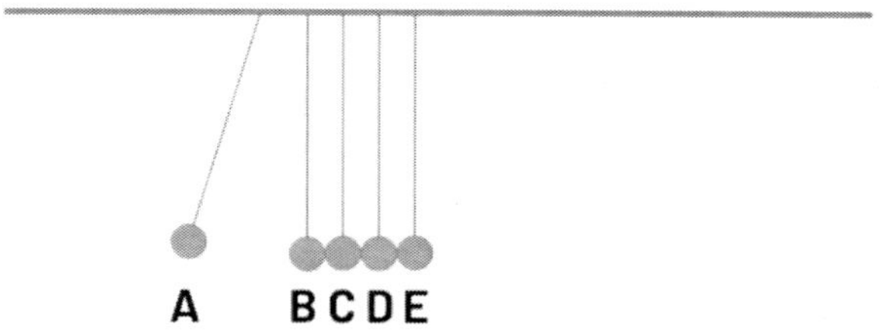

A: B

B: C

C: D

D: E

Frage 17:

Wofür wurde Joseph John Thomson bekannt?

- ☐ A: Entdeckung des Elektrons
- ☐ B: Erfindung des Thomsonschen Grundsatzes
- ☐ C: Berechnung der Geschwindigkeit im freien Fall
- ☐ D: Erste Berechnungen der Parallelschaltung

Frage 18:

Wofür wurde Alessandro Volta bekannt?

- ☐ A: Erfindung der Batterie
- ☐ B: Erfindung von Strom
- ☐ C: Erfindung der Lampe
- ☐ D: Berechnung von Blitzen

Frage 19:

Wie wird die beschleunigte Bewegung berechnet?

- ☐ A: $v = a * t$
- ☐ B: $v = s / t$
- ☐ C: $v = a * s$
- ☐ D: $v = s * a * t$

Frage 20:

Um Wechselspannung in Gleichspannung umzuleiten werden ... genutzt.

- ☐ A: Dioden
- ☐ B: Halbleiter
- ☐ C: Transformatoren
- ☐ D: Transistoren

Lösungen

Aufgabe 1:

Korrekt ist hier B.

Aufgabe 2:

Korrekt ist hier B.

Aufgabe 3:

Korrekt ist hier A.

Aufgabe 4:

Korrekt ist hier A.

Aufgabe 5:

Korrekt ist hier A.

Aufgabe 6:

Korrekt ist hier A.

Aufgabe 7:

Korrekt ist hier B.

Aufgabe 8:

Korrekt ist hier A.

Aufgabe 9:

Korrekt ist hier A.

Aufgabe 10:

Lösungshilfe:
Das Ohmsche Gesetz besagt, dass der Strom (I) in einem Stromkreis proportional zur Spannung (U) und umgekehrt proportional zum Widerstand (R) ist.

Korrekt ist hier A. Das Ohmsche Gesetz besagt, dass der Strom (I) in einem Stromkreis proportional zur Spannung (U) und umgekehrt proportional zum Widerstand (R) ist. Es wird durch die Gleichung $I = U / R$ beschrieben und hilft, Stromstärken, Spannungen oder Widerstände in einem Stromkreis zu berechnen.

Aufgabe 11:

Korrekt ist hier B.

Aufgabe 12:

Lösungshilfe:
Das Gewicht ist für die Schwingungsdauer nicht von Bedeutung.

Korrekt ist hier B. Das Pendel mit dem längeren Faden schwingt länger. Deshalb ist das rechte Pendel die richtige Antwort.

Aufgabe 13:

Korrekt ist hier A.

Aufgabe 14:

Korrekt ist hier D.

Aufgabe 15:

Korrekt ist hier A.

Aufgabe 16:

Korrekt ist hier D.

Aufgabe 17:

Korrekt ist hier A.

Aufgabe 18:

Korrekt ist hier A.

Aufgabe 19:

Korrekt ist hier A.

Aufgabe 20:

Korrekt ist hier A.

Selbsteinschätzung

Physik - Test

Auf dieser Seite kannst du deinen Lernfortschritt dokumentieren. Das hilft dir dabei, deinen Lernfortschritt zu reflektieren und ein Gefühl dafür zu bekommen, wie sicher du in diesem Themenbereich bereits bist.

Die Aufgaben dieses Tests fielen mir leicht.

○ Stimme gar nicht zu | ○ Stimme eher nicht zu | ○ Ich bin neutral | ○ Stimme eher zu | ○ Stimme voll zu

Die Aufgaben, bei denen ich mir sicher war, waren dann auch richtig.

○ Stimme gar nicht zu | ○ Stimme eher nicht zu | ○ Ich bin neutral | ○ Stimme eher zu | ○ Stimme voll zu

Ich habe die Aufgabenstellung immer gut verstanden.

○ Stimme gar nicht zu | ○ Stimme eher nicht zu | ○ Ich bin neutral | ○ Stimme eher zu | ○ Stimme voll zu

Ich war beim Lösen der Aufgaben schnell.

○ Stimme gar nicht zu | ○ Stimme eher nicht zu | ○ Ich bin neutral | ○ Stimme eher zu | ○ Stimme voll zu

Ich habe eine gute Strategie entwickelt, wie ich an die Aufgabe herangehen kann.

○ Stimme gar nicht zu | ○ Stimme eher nicht zu | ○ Ich bin neutral | ○ Stimme eher zu | ○ Stimme voll zu

Übung: Bruchrechnung

Darum geht es in dieser Übung: In diesem Themenbereich erhältst du Aufgaben zur Rechnung mit Brüchen. Dein Lernziel ist es, Brüche sicher berechnen zu können und zuverlässig kürzen zu können.

Tipp: Wie immer kannst du diese Seite hier nutzen, um dir einige Notizen zu machen. Du kannst zum Beispiel festhalten, welche Erwartungen du an den Test hast, was dir beim Üben aufgefallen ist oder was dir besonders schwer oder leicht gefallen ist.

Deine Notizen:

Aufgaben

Frage 1:

Berechne den folgenden Bruch:
(4/5) - (4/6)

- ☐ A: 2/15
- ☐ B: 4/15
- ☐ C: 6/15
- ☐ D: 7/15

Frage 2:

Berechne den folgenden Bruch:
12/9 + 17/20

- ☐ A: 111/60
- ☐ B: 121/60
- ☐ C: 141/60
- ☐ D: 131/60

Frage 3:

Berechne den folgenden Bruch:
(1/8) + (2/7)

- ☐ A: 3/56
- ☐ B: 23/56
- ☐ C: 1/5
- ☐ D: 1/28

Frage 4:

Berechne den folgenden Bruch:
(5/8) x (4/5)

- ☐ A: 20/13
- ☐ B: 1/2
- ☐ C: 57/40
- ☐ D: 9/40

Frage 5:

Berechne den folgenden Bruch:
(14/6) x (7/3)

- ☐ A: 49/9
- ☐ B: 48/8
- ☐ C: 47/7
- ☐ D: 46/7

Frage 6:

Berechne den folgenden Bruch:
(6/7) / (1/2)

- ☐ A: 34/21
- ☐ B: 3/7
- ☐ C: 1
- ☐ D: 12/7

Frage 7:

Berechne den folgenden Bruch:
(11/15) - (5/7)

- ☐ A: 2/105
- ☐ B: 3/106
- ☐ C: 1/108
- ☐ D: 5/110

Frage 8:

Berechne den folgenden Bruch:
(9/3) + (2/4)

- ☐ A: 11/12
- ☐ B: 11/7
- ☐ C: 3/2
- ☐ D: 7/2

Frage 9:

Berechne den folgenden Bruch:
(3/4) + (3/8)

- ☐ A: 3/4
- ☐ B: 1/2
- ☐ C: 9/8
- ☐ D: 9/32

Frage 10:

Berechne den folgenden Bruch:
(5/2) / (2/3)

- ☐ A: 3,25
- ☐ B: 4,25
- ☐ C: 3
- ☐ D: 3,75

Frage 11:

Berechne den folgenden Bruch:
(1/6) - (1/7)

- ☐ A: 0
- ☐ B: 1
- ☐ C: 1/42
- ☐ D: 7/6

Frage 12:

Berechne den folgenden Bruch:
(1/2) + (3/4)

- ☐ A: 5/4
- ☐ B: 1
- ☐ C: 2/3
- ☐ D: 3/8

Frage 13:

Berechne den folgenden Bruch:
(9/3) / (3/4)

Deine Lösung:

✎ ______________________________

Frage 14:

Berechne den folgenden Bruch:
(1/2) x (3/4)

- ☐ A: 5/4
- ☐ B: 1/2
- ☐ C: 2/3
- ☐ D: 3/8

Frage 15:

Berechne den folgenden Bruch:
(9/4) - (2/3)

- ☐ A: 19/12
- ☐ B: 17/12
- ☐ C: 15/12
- ☐ D: 13/12

Frage 16:

Berechne den folgenden Bruch:
(7/3) / (8/7)

- ☐ A: 47/33
- ☐ B: 48/34
- ☐ C: 49/24
- ☐ D: 46/32

Frage 17:

Berechne den folgenden Bruch:
(5/6) - (2/3)

- ☐ A: 1/2
- ☐ B: 1
- ☐ C: 2/3
- ☐ D: 1/6

Frage 18:

Berechne den folgenden Bruch:
(1/8) x (2/7)

- ☐ A: 1/28
- ☐ B: 2/31
- ☐ C: 3/28
- ☐ D: 4/29

Frage 19:

Berechne den folgenden Bruch:
(7/13) - (1/2)

- ☐ A: 3/13
- ☐ B: 6/11
- ☐ C: 1/26
- ☐ D: 1/2

Frage 20:

Berechne den folgenden Bruch:
(7/3) + (5/10)

- ☐ A: 4/10
- ☐ B: 17/6
- ☐ C: 12/13
- ☐ D: 7/6

Lösungen

Aufgabe 1:

Lösungshilfe:
Kürze, falls möglich. Bringe dann die beide Brüche auf einen gemeinsamen Nenner.

Korrekt ist hier A. 4/6 können wir vorab schon zu 2/3 kürzen. Als neue Rechnung ergibt sich also:
(4/5) - (2/3).

Nun bilden wir den gemeinsamen Nenner, z.B. 15:
(12/15) - (10/15)

Das Ergebnis ist dann 2/15.

Aufgabe 2:

Lösungshilfe:
Finde zuerst einen gemeinsamen Nenner. Addiere dann die Zähler.

Korrekt ist hier D.
Multipliziere die Nenner. Dann hast du den gemeinsamen Nenner:

240/180 + 153/180

Addiere nun die Zähler.

Das ergibt 393/180, was gekürzt 131/60 ist.

Aufgabe 3:

Korrekt ist hier B.
Multipliziere die Nenner, um den gemeinsamen Nenner zu finden:

Passe die Zähler entsprechend an:1/8 = 1 * 7 / 8 * 7 = 7/56
2/7 = 2 * 8 / 7 * 8 = 16/56

Addiere nun die Zähler:
7 + 16 = 23
Das ergibt:
23/56

Aufgabe 4:

Lösungshilfe:
Rechne Zähler mal Zähler und Nenner mal Nenner. Kürze das Ergebnis, falls notwendig.

Korrekt ist hier B. Wir rechnen zuerst Zähler mal Zähler und Nenner mal Nenner.

20/40

Wir kürzen das Ergebnis.

20/40 = 2/4 = 1/2

Aufgabe 5:

Korrekt ist hier A. Wir rechnen zuerst Zähler mal Zähler und Nenner mal Nenner.

98/18

Wir kürzen das Ergebnis.

49/9

Aufgabe 6:

Lösungshilfe:
Gehe folgendermaßen vor:

1. Der erste Bruch bleibt unverändert.

2. Tausche beim zweiten Bruch Zähler und Nenner.

3. Multipliziere nun die Nenner miteinander und die Zähler miteinander.

Korrekt ist hier D. Tausche beim zweiten Bruch Zähler und Nenner. Die neue Rechnung lautet
6/7 * 2/1

Multipliziere nun die Nenner miteinander und die Zähler miteinander. Daraus ergibt sich:
12/7.

Aufgabe 7:

Lösungshilfe:

Gehe folgendermaßen vor:

1. Bringe die Brüch auf einen gemeinsamen Nenner.

2. Subtrahiere die Zähler.

3. Kürze das Ergebnis, falls möglich.

Korrekt ist hier A. Wir bringen zuerst die Brüche auf einen gemeinsamen Nenner (z.B. indem wir die Nenner multiplizieren und den Zähler anpassen.)

77/105 - 75/105

Nun ziehen wir den ersten Zähler vom zweiten Zähler ab.

2/105

Aufgabe 8:

Lösungshilfe:
Kürze, falls möglich. Finde dann einen gemeinsamen Nenner. Addiere dann in einem dritten Schritt die Zähler.

Korrekt ist hier D. Durch Kürzen ergibt sich zuerst die Rechnung 3/1 + 1/2. Das kannst du im Kopf berechnen. Das Ergebnis ist 3,5 bzw. 7/2

Aufgabe 9:

Korrekt ist hier C.
Verdoppele die 4 im Nenner des linken Bruchs. Dann hast du den gemeinsamen Nenner:

6 / 8 + 3 / 8

Addiere nun die Zähler.

Das ergibt 9/8.

Aufgabe 10:

Korrekt ist hier D. Tausche beim zweiten Bruch Zähler und Nenner. Die neue Rechnung lautet
5/2 * 3/2

Multipliziere nun die Nenner miteinander und die Zähler miteinander. Daraus ergibt sich:
15/4 bzw. 3,75.

Aufgabe 11:

Korrekt ist hier C. Wir bringen zuerst die Brüche auf einen gemeinsamen Nenner (z.B. indem wir die Nenner multiplizieren und den Zähler anpassen.)

7/42 - 6/42

Nun ziehen wir den ersten Zähler vom zweiten Zähler ab.

1/42

Aufgabe 12:

Korrekt ist hier A.
Multipliziere die Nenner. Dann hast du den gemeinsamen Nenner:

(4/8)+(6/8)

Addiere nun die Zähler.

Das ergibt 10/8.

Gekürzt ergibt sich daraus das Ergebnis 5/4.

Aufgabe 13:

Korrekt ist hier 4. Tausche beim zweiten Bruch Zähler und Nenner. Die neue Rechnung lautet
9/3 * 4/3

Multipliziere nun die Nenner miteinander und die Zähler miteinander. Daraus ergibt sich:
36/9.

Gekürzt ergibt das 12/3 bzw. 4.

Aufgabe 14:

Korrekt ist hier D. Wir rechnen Zähler mal Zähler und Nenner mal Nenner.

3/8

Aufgabe 15:

Korrekt ist hier A. Wir bringen zuerst die Brüche auf einen gemeinsamen Nenner (z.B. indem wir die Nenner multiplizieren und den Zähler anpassen.)

27/12 - 8/12

Nun ziehen wir den ersten Zähler vom zweiten Zähler ab.

19/12

Aufgabe 16:

Korrekt ist hier C. Tausche beim zweiten Bruch Zähler und Nenner. Die neue Rechnung lautet
7/3 * 7/8.

Multipliziere nun die Nenner miteinander und die Zähler miteinander. Daraus ergibt sich:
49/24.

Aufgabe 17:

Korrekt ist hier D. Wir bringen zuerst die Brüche auf einen gemeinsamen Nenner (z.B. indem wir die Nenner multiplizieren und den Zähler anpassen.)

5/6 - 2/3

Nun ziehen wir den ersten Zähler vom zweiten Zähler ab.

5/6 - 4/6

Wir kürzen das Ergebnis.

1/6

Aufgabe 18:

Korrekt ist hier A. Wir rechnen zuerst Zähler mal Zähler und Nenner mal Nenner.

2 / 56

Wir kürzen das Ergebnis.

1/28

Aufgabe 19:

Korrekt ist hier C. Wir bringen zuerst die Brüche auf einen gemeinsamen Nenner (z.B. indem wir die Nenner multiplizieren und den Zähler anpassen.)

14/26 - 13/26

Nun ziehen wir den ersten Zähler vom zweiten Zähler ab.

1/26

Aufgabe 20:

Korrekt ist hier B.
Multipliziere die Nenner. Dann hast du den gemeinsamen Nenner:

70/30 + 15/30

Addiere nun die Zähler.

Das ergibt 85/30

Gekürzt ergibt sich daraus das Ergebnis 17/6

Selbsteinschätzung

Bruchrechnung - Test

Auf dieser Seite kannst du deinen Lernfortschritt dokumentieren. Das hilft dir dabei, deinen Lernfortschritt zu reflektieren und ein Gefühl dafür zu bekommen, wie sicher du in diesem Themenbereich bereits bist.

Die Aufgaben dieses Tests fielen mir leicht.

○ Stimme gar nicht zu ○ Stimme eher nicht zu ○ Ich bin neutral ○ Stimme eher zu ○ Stimme voll zu

Die Aufgaben, bei denen ich mir sicher war, waren dann auch richtig.

○ Stimme gar nicht zu ○ Stimme eher nicht zu ○ Ich bin neutral ○ Stimme eher zu ○ Stimme voll zu

Ich habe die Aufgabenstellung immer gut verstanden.

○ Stimme gar nicht zu ○ Stimme eher nicht zu ○ Ich bin neutral ○ Stimme eher zu ○ Stimme voll zu

Ich war beim Lösen der Aufgaben schnell.

○ Stimme gar nicht zu ○ Stimme eher nicht zu ○ Ich bin neutral ○ Stimme eher zu ○ Stimme voll zu

Ich habe eine gute Strategie entwickelt, wie ich an die Aufgabe herangehen kann.

○ Stimme gar nicht zu ○ Stimme eher nicht zu ○ Ich bin neutral ○ Stimme eher zu ○ Stimme voll zu

Übung: Dreisatz

Darum geht es in dieser Übung: In diesem Themenbereich erhältst du Aufgaben, bei denen du einen Dreisatz anwenden musst. Dein Lernziel ist es, aus Textaufgaben den richtigen Dreisatz abzuleiten und diesen danach zu berechnen.

Tipp: Wie immer kannst du diese Seite hier nutzen, um dir einige Notizen zu machen. Du kannst zum Beispiel festhalten, welche Erwartungen du an den Test hast, was dir beim Üben aufgefallen ist oder was dir besonders schwer oder leicht gefallen ist.

🚀 Deine Notizen:

Aufgaben

Frage 1:

Timmy weiß, dass seine Mutter letzte Woche 27 Äpfel für 9 Euro gekauft hat. Wie viel Geld muss Timmy mitnehmen, wenn er 54 Äpfel möchte?

- ☐ A: 16 Euro
- ☐ B: 18 Euro
- ☐ C: 20 Euro
- ☐ D: 22 Euro

Frage 2:

In einem Hotel müssen alle Zimmer neu gestrichen werden. Dafür waren 3 Maler angestellt, die 8 Zimmer in 2 Tagen geschafft haben. Inzwischen ist nur noch ein Maler beschäftigt. Wie viele Zimmer schafft er in 6 Tagen?

- ☐ A: 4 Zimmer
- ☐ B: 6 Zimmer
- ☐ C: 8 Zimmer
- ☐ D: 10 Zimmer

Frage 3:

Mareike ist auf dem Jahrmarkt und schaut der Achterbahn zu. Sie hat die Zeit gestoppt und weiß, dass 3 Fahrten 18 Minuten dauern. Wie lange hätte Mareike Zeit, wenn sie erst nach 33 Fahrten wieder bei der Achterbahn sein müsste?

- ☐ A: 197 Minuten
- ☐ B: 198 Minuten
- ☐ C: 199 Minuten
- ☐ D: 200 Minuten

Frage 4:

Für die Reparaturarbeiten an einem Haus brauchen 5 Handwerker 75 Minuten. Wie lange würden 10 Handwerker brauchen?

- ☐ A: 35 Minuten
- ☐ B: 37,5 Minuten
- ☐ C: 40 Minuten
- ☐ D: 42, 5 Minuten

Frage 5:

Vier Studenten veranstalten einen Filmeabend und wollen dazu für jeden eine Pizza bestellen. Sie kalkulieren dafür mit 22 Euro. Spontan kommt noch ein Pärchen dazu. Wie viel Euro brauchen sie insgesamt, wenn jeder eine Pizza isst?

- ☐ A: 33 Euro
- ☐ B: 34 Euro
- ☐ C: 35 Euro
- ☐ D: 36 Euro

Frage 6:

In einem Agrarbetrieb schaffen es 5 Personen eine Fläche von 20.000 m^2 in 18 Stunden zu bearbeiten. In welchem Zeitraum sind die Arbeiten von 8 Personen für eine Fläche von 28.000 m^2 abgeschlossen?

- ☐ A: 15-16 Stunden
- ☐ B: 16-17 Stunden
- ☐ C: 17-18 Stunden
- ☐ D: 18-19 Stunden

Frage 7:

Der Herrenfrisör im Nachbarort ist sehr bekannt, da er immer gleich lang braucht für einen Haarschnitt. Beim letzten Mal musste Maik 42 Minuten warten, weil 6 Männer vor ihm waren. Wie lange muss er diesmal warten, wenn 7 Männer vor ihm sind?

- ☐ A: 49 Minuten
- ☐ B: 51 Minuten
- ☐ C: 53 Minuten
- ☐ D: 55 Minuten

Frage 8:

Eine Gruppe von 5 Personen hat ein Ferienhaus gemietet und mit 240 Euro Miete pro Person gerechnet. Spontan kommt noch eine 6. Person mit. Wie viel Euro muss nun jeder bezahlen?

- ☐ A: 200 Euro
- ☐ B: 220 Euro
- ☐ C: 248 Euro
- ☐ D: 272 Euro

Frage 9:

Für den Bau von 4 Häusern in 60 Tagen sind 12 Arbeiter notwendig. Wie lange würden 10 Arbeiter bei gleichem Tempo für 6 Häuser brauchen?

- ☐ A: ca. 90 Tage
- ☐ B: ca. 100 Tage
- ☐ C: ca. 110 Tage
- ☐ D: ca. 118 Tage

Frage 10:

Ein Becken mit 45.000 Litern Wasser kann in 180 Minuten von 3 Pumpen leer gepumpt werden. Wie viel Liter schaffen 7 Pumpen in 100 Minuten?

- ☐ A: 53.333 Liter
- ☐ B: 58.333 Liter
- ☐ C: 59.333 Liter
- ☐ D: 60.333 Liter

Frage 11:

Timmy weiß, dass seine Mutter letzte Woche 18 Äpfel für 9 Euro gekauft hat. Wie viel Geld muss Timmy mitnehmen, wenn er 4 Äpfel möchte?

- ☐ A: 2 Euro
- ☐ B: 3 Euro
- ☐ C: 4 Euro
- ☐ D: 5 Euro

Frage 12:

Um einen Teich zu füllen brauchen 2 Pumpen 360 Minuten. Wie lange würden 3 Pumpen brauchen?

- ☐ A: 120 Minuten
- ☐ B: 180 Minuten
- ☐ C: 200 Minuten
- ☐ D: 240 Minuten

Frage 13:

In einer Parkanlage werden 3 Gärtner beschäftigt. Sie benötigen 6 Stunden für alle täglichen Aufgaben. Diese Jahr kommt ein weiterer Gärtner hinzu. In welcher Zeit können sie jetzt die täglichen Aufgaben erledigen?

- ☐ A: 2 Stunden
- ☐ B: 2,5 Stunden
- ☐ C: 4 Stunden
- ☐ D: 4,5 Stunden

Frage 14:

Für die Reparaturarbeiten an einem Haus brauchen 3 Handwerker 120 Minuten. Wie lange würden 5 Handwerker brauchen?

- ☐ A: 60 Minuten
- ☐ B: 72 Minuten
- ☐ C: 150 Minuten
- ☐ D: 200 Minuten

Frage 15:

Für ein Haus brauchen 4 Maler 7 Stunden Zeit zum Anstreichen. Wie lange würden 8 Maler brauchen?

- ☐ A: 2,5 Stunden
- ☐ B: 3 Stunden
- ☐ C: 3,5 Stunden
- ☐ D: 4 Stunden

Frage 16:

Im Laden kosten 10 Packungen Milch 5 Euro. Wie viel kostet eine Palette mit 16 Packungen Milch?

- ☐ A: 6 Euro
- ☐ B: 6,40 Euro
- ☐ C: 7,20 Euro
- ☐ D: 8 Euro

Frage 17:

Für den Bau von 2 Häusern in 32 Tagen sind 8 Arbeiter notwendig. Wie lange würden 10 Arbeiter bei gleichem Tempo für 5 Häuser brauchen?

- ☐ A: 40 Tage
- ☐ B: 56 Tage
- ☐ C: 60 Tage
- ☐ D: 64 Tage

Frage 18:

Zum Abendessen wurden für jeden der vierköpfigen Familie 250 Gramm Nudeln eingeplant. Überraschend kommt noch eine fünfte Person zu Besuch. Wie viel Gramm Nudeln stehen nun jedem zur Verfügung?

- ☐ A: 180g
- ☐ B: 200g
- ☐ C: 240g
- ☐ D: 300g

Frage 19:

Drei Studenten veranstalten einen Filmeabend und wollen dazu für jeden eine Pizza bestellen. Sie kalkulieren dafür mit 12 Euro. Spontan kommt noch ein Pärchen dazu. Wie viel Euro brauchen sie insgesamt, wenn jeder eine Pizza isst?

- ☐ A: 15 Euro
- ☐ B: 18 Euro
- ☐ C: 20 Euro
- ☐ D: 24 Euro

Frage 20:

In einer Fabrik füllen 4 Maschinen innerhalb von 2 Tagen 1.800 Flaschen ab. Nach einer Erweiterung des Geländes werden 2 weitere Maschinen aufgestellt. Wie lange benötigen alle Maschinen für 6.750 Flaschen abzufüllen?

- ☐ A: 3 Tage
- ☐ B: 4 Tage
- ☐ C: 5 Tage
- ☐ D: 6 Tage

Lösungen

Aufgabe 1:

Lösungshilfe:
Rechne zuerst den Preis für einen Apfel aus. Das Ergebnis erhältst du, wenn du den Einzelpreis mit der Menge multiplizierst.

Korrekt ist hier B. Für den Preis eines Apfels rechne 9 Euro / 27 = 0,33 Euro.
Also kostet ein Apfel 0,33 Euro und 54 Äpfel 0,33 Euro * 54 = 18 Euro.

Aufgabe 2:

Lösungshilfe:
Rechne zuerst aus, wie viele Zimmer ein Maler in einem Tag schafft.
Anschließend kannst du mit diesem Faktor die Werte für die neue Situation berechnen.

Korrekt ist hier C. 3 Maler schaffen in einem Tag 8 Zimmer / 2 Tage = 4 Zimmer und ein Maler schafft somit 4 Zimmer / 3 Maler = 1,33 Zimmer.
In 6 Tagen schafft somit ein Maler 1,33 * 6 Tage = 8 Zimmer.

Aufgabe 3:

Lösungshilfe:
Rechne zuerst die Zeit für eine Fahrt aus. Multipliziere dies anschließend mit der neuen Anzahl an Fahrten.

Korrekt ist hier B. Für eine Fahrt rechne 18 min / 3 = 6 min.
33 Fahrten: 33 * 6 min = 198 min

Aufgabe 4:

Lösungshilfe:
Rechne zuerst aus wie lang ein Handwerker brauchen würde. Anschließend kannst du die Zeit, die ein Handwerker brauchen würde, durch die Anzahl an neuen Handwerkern teilen.

Korrekt ist hier B. Ein Handwerker würde 5 * 75 min = 375 min brauchen.
Dann brauchen 10 Handwerker: 375 min / 10 = 37,5 min.

Aufgabe 5:

Lösungshilfe:
Rechne zuerst den Preis für eine Pizza aus. Multipliziere dies anschließend mit der Gesamtanzahl an Leuten.

Korrekt ist hier A. Für einen Student wird mit einem Preis von 22 Euro / 4 = 5,5 Euro kalkuliert.
Für insgesamt 6 Leute macht das eine Summe von 6 * 5,5 Euro = 33 Euro.

Aufgabe 6:

Lösungshilfe:
Rechne zuerst aus, wie lange eine Person für die gesamte Fläche braucht. Damit kannst du berechnen, wie viel Quadratmeter eine Person, pro Stunde braucht. Durch Teilen der neuen Fläche durch das Flächen/Stundenpensum und der neuen Anzahl an Personen erhältst du das Ergebnis.

Korrekt ist hier A. Eine Person braucht 5 * 18 h = 90 h.
Das bedeutet, dass er 20.000 m^2 / 90 h = 222,2 m^2/h schafft.
Für eine Fläche von 28.000 m^2 bedeutet das, dass 28.000 m^2 / 222,2 m^2/h = 126 h sind.
Acht Personen brauchen dafür 126 h / 8 = 15,8 h.

Aufgabe 7:

Lösungshilfe:
Rechne zuerst die Zeit aus, die für einen Haarschnitt benötigt wird und multipliziere diese mit der neuen Anzahl an Haarschnitten, die er tätigen muss.

Korrekt ist hier A. Für einen Haarschnitt braucht der Frisör 42 min / 6 = 7 min.
Das bedeutet, dass er für 7 Haarschnitte 7 * 7 min = 49 min braucht.

Aufgabe 8:

Lösungshilfe:
Rechne zuerst aus, wie viel insgesamt bezahlt werden muss. Teile den Betrag anschließend durch 6 anstatt durch 5.

Korrekt ist hier A. Das Ferienhaus kostet insgesamt 5 * 240 Euro = 1200 Euro.
Für 6 Personen bedeutet das 1200 Euro / 6 = 200 Euro.

Aufgabe 9:

Lösungshilfe:
Rechne zuerst aus, wie lange ein Arbeiter für ein Haus benötigen würde. Mit diesem Faktor kannst du ausrechnen, wie lang 10 Arbeiter für 6 Häuser benötigen würden.

Korrekt ist hier C. Eine Person bräuchte für ein Haus: 60 Tage / 5 = 15 Tage * 12 = 180 Tage.
Das bedeutet, dass 10 Personen für ein Haus 180 Tage / 10 = 18 Tage bräuchten und für 6 Häuser 18 Tage * 6 = 108 Tage.

Aufgabe 10:

Lösungshilfe:
Rechne zuerst aus, welchen Durchsatz in L/min eine Pumpe hat.
Damit kannst du die Werte für die neue Situation berechnen.

Korrekt ist hier B. Eine Pumpe benötigt 3 * 180 min = 540 min für 45.000 L, was einem Durchsatz von 45.000 L / 540 min = 83,33 L/min entspricht.
Das bedeutet, dass 7 Pumpen in 100 min: 83,33 L/min * 7 Pumpen * 100 min = 58.333 L schaffen.

Aufgabe 11:

Korrekt ist hier A. Für den Preis von einem Apfel rechne 9 Euro / 18 = 0,5 Euro.
Also kostet ein Apfel 0,5 Euro und 4 Äpfel: 0,5 Euro * 4 = 2 Euro.

Aufgabe 12:

Lösungshilfe:
Rechne zuerst aus, wie lange eine Pumpe bräuchte. Anschließend kannst du ausrechnen, wie lang 3 Pumpen bräuchten.

Korrekt ist hier D. Eine Pumpe bräuchte allein 360 min * 2 = 720 min.
Dann brauchen 3 Pumpen 720 min / 3 = 240 min.

Aufgabe 13:

Lösungshilfe:
Rechne zuerst aus, wie lange ein Gärtner braucht. Anschließend kannst du berechnen, wie lang 4 Gärtner bräuchten.

Korrekt ist hier D. Ein Gärtner bräuchte 3 * 6 h = 18 h.
Das bedeutet, dass 4 Gärtner 18 h / 4 = 4,5 h bräuchten.

Aufgabe 14:

Lösungshilfe:
Rechne zuerst wie lang ein Handwerker brauchen würde. Anschließend kannst du die Zeit, die ein Handwerker brauchen würde, durch die Anzahl an neuen Handwerkern teilen.

Korrekt ist hier B. Ein Handwerker würde 3 * 120 min = 360 min brauchen.
Dann brauchen 5 Handwerker: 360 min / 5 = 72 min.

Aufgabe 15:

Lösungshilfe:
Rechne zuerst aus, wie lange ein Maler brauchen würde. Durch Teilen der berechneten Gesamtzeit durch die Anzahl der Maler erhältst du die 8 Maler brauchen

Korrekt ist hier C. Ein Maler benötigt allein 4 * 7 h = 28 h.
Das bedeutet, dass 8 Maler 28 h / 8 = 3,5 h brauchen.

Aufgabe 16:

Lösungshilfe:
Rechne zuerst aus, wie viel eine Packung Milch kostet. Anschließend kannst du den Einzelpreis mit der Menge multiplizieren.

Korrekt ist hier D. Für den Preis von einer Packung Milch rechne 5 Euro / 10 = 0,5 Euro.
Also kostet eine Packung 0,5 Euro und 16 Packungen: 0,5 Euro * 16 = 8 Euro.

Aufgabe 17:

Lösungshilfe:
Rechne zuerst aus, wie lange ein Arbeiter für ein Haus benötigen würde. Mit diesem Faktor kannst du ausrechnen, wie lang 10 Arbeiter für 5 Häuser benötigen würden.

Korrekt ist hier D. Eine Person bräuchte für ein Haus: 32 Tage / 2 = 16 Tage * 8 = 128 Tage.
Das bedeutet, dass 10 Personen für ein Haus 128 Tage / 10 = 12,8 Tage bräuchten und für 5 Häuser 12,8 Tage * 5 = 64 Tage.

Aufgabe 18:

Lösungshilfe:
Rechne zuerst aus, wie viel Nudeln das insgesamt sind. Anschließend kannst du die Gesamtmasse durch die neue Anzahl an Personen teilen.

Korrekt ist hier B. Insgesamt stehen 4 * 250 g = 1000 g Nudeln zur Verfügung.
Das bedeutet, dass bei 5 Personen jede Person 1000 g / 5 = 200 g erhält.

Aufgabe 19:

Korrekt ist hier C. Für einen Student wird mit einem Preis von 12 Euro / 3 = 4 Euro kalkuliert.
Für insgesamt 5 Leute macht das eine Summe von 5 * 4 Euro = 20 Euro.

Aufgabe 20:

Lösungshilfe:
Rechne zuerst aus, wie viele Flaschen eine Maschine pro Tag befüllt. Anschließend kannst du berechnen, wie lange 2 Maschinen für 6750 Flaschen benötigen.

Korrekt ist hier C.

Selbsteinschätzung

Dreisatz - Test

Auf dieser Seite kannst du deinen Lernfortschritt dokumentieren. Das hilft dir dabei, deinen Lernfortschritt zu reflektieren und ein Gefühl dafür zu bekommen, wie sicher du in diesem Themenbereich bereits bist.

Die Aufgaben dieses Tests fielen mir leicht.

○	○	○	○	○
Stimme gar nicht zu	**Stimme eher nicht zu**	**Ich bin neutral**	**Stimme eher zu**	**Stimme voll zu**

Die Aufgaben, bei denen ich mir sicher war, waren dann auch richtig.

○	○	○	○	○
Stimme gar nicht zu	**Stimme eher nicht zu**	**Ich bin neutral**	**Stimme eher zu**	**Stimme voll zu**

Ich habe die Aufgabenstellung immer gut verstanden.

○	○	○	○	○
Stimme gar nicht zu	**Stimme eher nicht zu**	**Ich bin neutral**	**Stimme eher zu**	**Stimme voll zu**

Ich war beim Lösen der Aufgaben schnell.

○	○	○	○	○
Stimme gar nicht zu	**Stimme eher nicht zu**	**Ich bin neutral**	**Stimme eher zu**	**Stimme voll zu**

Ich habe eine gute Strategie entwickelt, wie ich an die Aufgabe herangehen kann.

○	○	○	○	○
Stimme gar nicht zu	**Stimme eher nicht zu**	**Ich bin neutral**	**Stimme eher zu**	**Stimme voll zu**

TestHelden
Discord-Community

Schon gewusst? Am besten lernt es sich gemeinsam. Deshalb bieten wir dir die Möglichkeit, dich mit Anderen zu vernetzen. Teile jetzt deine Ergebnisse in unserer Lerngruppe auf Discord und lass uns in den Austausch treten! Schreibe in deine Nachricht einfach das Stichwort "Lernfortschritt" und den Namen des Tests.

Zu unseren Lerngruppen geht es hier:
www.testhelden.com/discord

Übung: Rechnen

Darum geht es in dieser Übung: In diesem Themenbereich erhältst du Aufgaben zu den Rechenoperationen Addieren (+), Subtrahieren (-), Multiplizieren (*) und Dividieren (:). Dein Lernziel ist es, das Rechnen zu beherrschen.

♫ Zu diesem Test findest du Medieninhalte direkt in deinem Online-Kurs.

Tipp: Wie immer kannst du diese Seite hier nutzen, um dir einige Notizen zu machen. Du kannst zum Beispiel festhalten, welche Erwartungen du an den Test hast, was dir beim Üben aufgefallen ist oder was dir besonders schwer oder leicht gefallen ist.

🚀 Deine Notizen:

Aufgaben

Frage 1:

Gib das Ergebnis an:
7 * (5 - 3) : 2 * 23 = ?

Deine Lösung:

✎ ______________________________

Frage 2:

Gib das Ergebnis an:
125 : 5 - 2 + 9 * 7 = ?

Deine Lösung:

✎ ______________________________

Frage 3:

Gib das Ergebnis an:
91 * -6 + 4 = ?

Deine Lösung:

✎ ______________________________

Frage 4:

Gib das Ergebnis an:
19 * 7 - 126 = ?

Deine Lösung:

✎ ______________________________

Frage 5:

Gib das Ergebnis an:
77 : 7 - 5 * 13 = ?

Deine Lösung:

✎ ______________________________

Frage 6:

Gib das Ergebnis an:
7623 - 3924 * 1,5 = ?

Deine Lösung:

✎ ______________________

Frage 7:

Gib das Ergebnis an:
27 - 49 = ?

Deine Lösung:

✎ ______________________

Frage 8:

Gib das Ergebnis an:
64 : 16 + 7 * 9 = ?

Deine Lösung:

✎ ______________________

Frage 9:

Gib das Ergebnis an:
100 : 20 * 3 = ?

Deine Lösung:

✎ ______________________

Frage 10:

Gib das Ergebnis an:
1 + 1 * 1 * 2 = ?

Deine Lösung:

✎ ______________________

Frage 11:

Gib das Ergebnis an:
30 * 9 : 15 + 12 = ?

Deine Lösung:

✎ ______________________________

Frage 12:

Gib das Ergebnis an:
100 : 25 - 55 = ?

Deine Lösung:

✎ ______________________________

Frage 13:

Gib das Ergebnis an:
12 * 6 = ?

Deine Lösung:

✎ ______________________________

Frage 14:

Gib das Ergebnis an:
86 - 17 * 3 - 54 = ?

Deine Lösung:

✎ ______________________________

Frage 15:

Gib das Ergebnis an:
(55 + 45) : 60 * 4 = ?
Gib bitte eine Nachkommastelle an.

Deine Lösung:

✎ ______________________________

Frage 16:

Gib das Ergebnis an:
129 - 23 * 4 = ?

Deine Lösung:

✎ ______________________________

Frage 17:

Gib das Ergebnis an:
2 : 2 + 11 - 37 = ?

Deine Lösung:

✎ ______________________________

Frage 18:

Gib das Ergebnis an:
54 - 72 * 3 = ?

Deine Lösung:

✎ ______________________________

Frage 19:

Gib das Ergebnis an:
20 - 5 + 19 = ?

Deine Lösung:

✎ ______________________________

Frage 20:

Gib das Ergebnis an:
-6 + 176 - 1350 : 30 = ?

Deine Lösung:

✎ ______________________________

Lösungen

Aufgabe 1:
Die richtige Antwort ist: 161

Aufgabe 2:
Die richtige Antwort ist: 86

Aufgabe 3:
Die richtige Antwort ist: -542

Aufgabe 4:
Die richtige Antwort ist: 7

Aufgabe 5:
Die richtige Antwort ist: -54

Aufgabe 6:
Die richtige Antwort ist: 1737

Aufgabe 7:
Die richtige Antwort ist: -22

Aufgabe 8:
Die richtige Antwort ist: 67

Aufgabe 9:
Die richtige Antwort ist: 15

Aufgabe 10:
Die richtige Antwort ist: 3

Aufgabe 11:
Die richtige Antwort ist: 30

Aufgabe 12:
Die richtige Antwort ist: -51

Aufgabe 13:
Die richtige Antwort ist: 72

Aufgabe 14:
Die richtige Antwort ist: -19

Aufgabe 15:
Die richtige Antwort ist: 6,7

Aufgabe 16:
Die richtige Antwort ist: 37

Aufgabe 17:
Die richtige Antwort ist: -25

Aufgabe 18:
Die richtige Antwort ist: -162

Aufgabe 19:
Die richtige Antwort ist: 34

Aufgabe 20:
Die richtige Antwort ist: 125

Selbsteinschätzung

Rechnen - Test

Auf dieser Seite kannst du deinen Lernfortschritt dokumentieren. Das hilft dir dabei, deinen Lernfortschritt zu reflektieren und ein Gefühl dafür zu bekommen, wie sicher du in diesem Themenbereich bereits bist.

Die Aufgaben dieses Tests fielen mir leicht.

○ **Stimme gar nicht zu** ○ **Stimme eher nicht zu** ○ **Ich bin neutral** ○ **Stimme eher zu** ○ **Stimme voll zu**

Die Aufgaben, bei denen ich mir sicher war, waren dann auch richtig.

○ **Stimme gar nicht zu** ○ **Stimme eher nicht zu** ○ **Ich bin neutral** ○ **Stimme eher zu** ○ **Stimme voll zu**

Ich habe die Aufgabenstellung immer gut verstanden.

○ **Stimme gar nicht zu** ○ **Stimme eher nicht zu** ○ **Ich bin neutral** ○ **Stimme eher zu** ○ **Stimme voll zu**

Ich war beim Lösen der Aufgaben schnell.

○ **Stimme gar nicht zu** ○ **Stimme eher nicht zu** ○ **Ich bin neutral** ○ **Stimme eher zu** ○ **Stimme voll zu**

Ich habe eine gute Strategie entwickelt, wie ich an die Aufgabe herangehen kann.

○ **Stimme gar nicht zu** ○ **Stimme eher nicht zu** ○ **Ich bin neutral** ○ **Stimme eher zu** ○ **Stimme voll zu**

TestHelden
Discord-Community

Schon gewusst? Am besten lernt es sich gemeinsam. Deshalb bieten wir dir die Möglichkeit, dich mit Anderen zu vernetzen. Teile jetzt deine Ergebnisse in unserer Lerngruppe auf Discord und lass uns in den Austausch treten! Schreibe in deine Nachricht einfach das Stichwort "Lernfortschritt" und den Namen des Tests.

Zu unseren Lerngruppen geht es hier:
www.testhelden.com/discord

Übung: Rechenoperationen

Darum geht es in dieser Übung: Dieser Test prüft deine numerischen Fähigkeiten (numerical ability). Dein Lernziel ist es, alle Rechenoperationen zu beherrschen, also sicher in Addition, Subtraktion, Multiplikation und Division zu sein. Dazu werden dir unvollständige Rechnungen gezeigt. Du fügst in die gegebene Rechnung das fehlende Rechenzeichen ein.

♫ Zu diesem Test findest du Medieninhalte direkt in deinem Online-Kurs.

> Tipp: Wie immer kannst du diese Seite hier nutzen, um dir einige Notizen zu machen. Du kannst zum Beispiel festhalten, welche Erwartungen du an den Test hast, was dir beim Üben aufgefallen ist oder was dir besonders schwer oder leicht gefallen ist.

Deine Notizen:

Aufgaben

Frage 1:

Welche Rechenoperation fehlt?
12 ___ 6 = 72

- ☐ A: Pluszeichen
- ☐ B: Minuszeichen
- ☐ C: Malzeichen
- ☐ D: Geteiltzeichen

Frage 2:

Welche Rechenoperation fehlt?
80 + 12 ___ 3 = 116

- ☐ A: Pluszeichen
- ☐ B: Minuszeichen
- ☐ C: Malzeichen
- ☐ D: Geteiltzeichen

Frage 3:

Welche Rechenoperation fehlt?
100 : 20 ___ 3 = 15

- ☐ A: Pluszeichen
- ☐ B: Minuszeichen
- ☐ C: Malzeichen
- ☐ D: Geteiltzeichen

Frage 4:

Welche Rechenoperation fehlt?
17 : 2 * 20 ___ 19 = 151

- ☐ A: Pluszeichen
- ☐ B: Minuszeichen
- ☐ C: Malzeichen
- ☐ D: Geteiltzeichen

Frage 5:

Welche Rechenoperation fehlt?
(55 + 45) ___ 60 * 4 = 6,6

- ☐ A: Pluszeichen
- ☐ B: Minuszeichen
- ☐ C: Malzeichen
- ☐ D: Geteiltzeichen

Frage 6:

Welche Rechenoperation fehlt?
7623 ___ 3924 * 1,5 = 1737

- ☐ A: Pluszeichen
- ☐ B: Minuszeichen
- ☐ C: Malzeichen
- ☐ D: Geteiltzeichen

Frage 7:

Welche Rechenoperation fehlt?
2 ___ 2 + 11 - 37 = -25

- ☐ A: Pluszeichen
- ☐ B: Minuszeichen
- ☐ C: Malzeichen
- ☐ D: Geteiltzeichen

Frage 8:

Welche Rechenoperation fehlt?
86 - 17 ___ 3 - 54 = -19

- ☐ A: Pluszeichen
- ☐ B: Minuszeichen
- ☐ C: Malzeichen
- ☐ D: Geteiltzeichen

Frage 9:

Welche Rechenoperation fehlt?
20 - 5 ___ 19 = 34

- ☐ A: Pluszeichen
- ☐ B: Minuszeichen
- ☐ C: Malzeichen
- ☐ D: Geteiltzeichen

Frage 10:

Welche Rechenoperation fehlt?
21 + 19 : 2 ___ 54 = -23,5

- ☐ A: Pluszeichen
- ☐ B: Minuszeichen
- ☐ C: Malzeichen
- ☐ D: Geteiltzeichen

Frage 11:

Welche Rechenoperation fehlt?
125 : 5 - 2 + 9 ___ 7 = 86

- ☐ A: Pluszeichen
- ☐ B: Minuszeichen
- ☐ C: Malzeichen
- ☐ D: Geteiltzeichen

Frage 12:

Welche Rechenoperation fehlt?
89 ___ 725 = 814

- ☐ A: Pluszeichen
- ☐ B: Minuszeichen
- ☐ C: Malzeichen
- ☐ D: Geteiltzeichen

Frage 13:

Welche Rechenoperation fehlt?
19 * 7 ___ 126 = 7

- ☐ A: Pluszeichen
- ☐ B: Minuszeichen
- ☐ C: Malzeichen
- ☐ D: Geteiltzeichen

Frage 14:

Welche Rechenoperation fehlt?
87 * 3 ___ 4 = 65,25

- ☐ A: Pluszeichen
- ☐ B: Minuszeichen
- ☐ C: Malzeichen
- ☐ D: Geteiltzeichen

Frage 15:

Welche Rechenoperation fehlt?
100 : 40 ___ 14 = 35

- ☐ A: Pluszeichen
- ☐ B: Minuszeichen
- ☐ C: Malzeichen
- ☐ D: Geteiltzeichen

Frage 16:

Welche Rechenoperation fehlt?
23 ___ 76 = 99

- ☐ A: Pluszeichen
- ☐ B: Minuszeichen
- ☐ C: Malzeichen
- ☐ D: Geteiltzeichen

Frage 17:

Welche Rechenoperation fehlt?
54 ___ 72 * 3 = -162

- ☐ A: Pluszeichen
- ☐ B: Minuszeichen
- ☐ C: Malzeichen
- ☐ D: Geteiltzeichen

Frage 18:

Welche Rechenoperation fehlt?
100 ___ 25 - 55 = -51

- ☐ A: Pluszeichen
- ☐ B: Minuszeichen
- ☐ C: Malzeichen
- ☐ D: Geteiltzeichen

Frage 19:

Welche Rechenoperation fehlt?
77 : 7 ___ 5 * 13 = -54

- ☐ A: Pluszeichen
- ☐ B: Minuszeichen
- ☐ C: Malzeichen
- ☐ D: Geteiltzeichen

Frage 20:

Welche Rechenoperation fehlt?
129 ___ 23 * 4 = 37

- ☐ A: Pluszeichen
- ☐ B: Minuszeichen
- ☐ C: Malzeichen
- ☐ D: Geteiltzeichen

Lösungen

Aufgabe 1:

Korrekt ist hier C.

Aufgabe 2:

Korrekt ist hier C.

Aufgabe 3:

Korrekt ist hier C.

Aufgabe 4:

Korrekt ist hier B.

Aufgabe 5:

Korrekt ist hier D.

Aufgabe 6:

Korrekt ist hier B.

Aufgabe 7:

Korrekt ist hier D.

Aufgabe 8:

Korrekt ist hier C.

Aufgabe 9:

Korrekt ist hier A.

Aufgabe 10:

Korrekt ist hier B.

Aufgabe 11:

Korrekt ist hier C.

Aufgabe 12:

Korrekt ist hier A.

Aufgabe 13:

Korrekt ist hier B.

Aufgabe 14:

Korrekt ist hier D.

Aufgabe 15:

Korrekt ist hier C.

Aufgabe 16:

Korrekt ist hier A.

Aufgabe 17:

Korrekt ist hier B.

Aufgabe 18:

Korrekt ist hier D.

Aufgabe 19:

Korrekt ist hier B.

Aufgabe 20:

Korrekt ist hier B.

Selbsteinschätzung

Rechenoperationen - Test

Auf dieser Seite kannst du deinen Lernfortschritt dokumentieren. Das hilft dir dabei, deinen Lernfortschritt zu reflektieren und ein Gefühl dafür zu bekommen, wie sicher du in diesem Themenbereich bereits bist.

Die Aufgaben dieses Tests fielen mir leicht.

○ Stimme gar nicht zu | ○ Stimme eher nicht zu | ○ Ich bin neutral | ○ Stimme eher zu | ○ Stimme voll zu

Die Aufgaben, bei denen ich mir sicher war, waren dann auch richtig.

○ Stimme gar nicht zu | ○ Stimme eher nicht zu | ○ Ich bin neutral | ○ Stimme eher zu | ○ Stimme voll zu

Ich habe die Aufgabenstellung immer gut verstanden.

○ Stimme gar nicht zu | ○ Stimme eher nicht zu | ○ Ich bin neutral | ○ Stimme eher zu | ○ Stimme voll zu

Ich war beim Lösen der Aufgaben schnell.

○ Stimme gar nicht zu | ○ Stimme eher nicht zu | ○ Ich bin neutral | ○ Stimme eher zu | ○ Stimme voll zu

Ich habe eine gute Strategie entwickelt, wie ich an die Aufgabe herangehen kann.

○ Stimme gar nicht zu | ○ Stimme eher nicht zu | ○ Ich bin neutral | ○ Stimme eher zu | ○ Stimme voll zu

TestHelden Discord-Community

Schon gewusst? Am besten lernt es sich gemeinsam. Deshalb bieten wir dir die Möglichkeit, dich mit Anderen zu vernetzen. Teile jetzt deine Ergebnisse in unserer Lerngruppe auf Discord und lass uns in den Austausch treten! Schreibe in deine Nachricht einfach das Stichwort "Lernfortschritt" und den Namen des Tests.

Zu unseren Lerngruppen geht es hier:
www.testhelden.com/discord

Übung: Grundrechenaufgaben -Test

Darum geht es in dieser Übung: In diesem Themenbereich erhältst du Aufgaben zum allgemeinen Grundrechnen. Dein Lernziel ist es, die Rechenoperationen Addieren (+), Subtrahieren (-), Multiplizieren (*) und Dividieren (:) zu verstehen und einfache Rechenaufgaben mit diesen lösen zu können.

🎵 Zu diesem Test findest du Medieninhalte direkt in deinem Online-Kurs.

Tipp: Wie immer kannst du diese Seite hier nutzen, um dir einige Notizen zu machen. Du kannst zum Beispiel festhalten, welche Erwartungen du an den Test hast, was dir beim Üben aufgefallen ist oder was dir besonders schwer oder leicht gefallen ist.

🚀 Deine Notizen:

Aufgaben

Frage 1:

Gib das Ergebnis an:
-9 + 543

Deine Lösung:

✎ ____________________________

Frage 2:

Gib das Ergebnis an:
73 + 11

Deine Lösung:

✎ ____________________________

Frage 3:

Gib das Ergebnis an:
55 : 5

Deine Lösung:

✎ ____________________________

Frage 4:

Gib das Ergebnis an:
28765 + 6543

Deine Lösung:

✎ ____________________________

Frage 5:

Gib das Ergebnis an:
7 - 83

- ☐ A: -73
- ☐ B: -76
- ☐ C: -78

Frage 6:

Gib das Ergebnis an:
81 : 3

Deine Lösung:

✎ ______________________________

Frage 7:

Gib das Ergebnis an:
19 - 12

Deine Lösung:

✎ ______________________________

Frage 8:

Gib das Ergebnis an:
56 + 12

Deine Lösung:

✎ ______________________________

Frage 9:

Gib das Ergebnis an:
20 : 4

Deine Lösung:

✎ ______________________________

Frage 10:

Gib das Ergebnis an:
96 : 8

Deine Lösung:

✎ ______________________________

Frage 11:

Gib das Ergebnis an:
-11 + 32

Deine Lösung:

✎ ____________________________________

Frage 12:

Gib das Ergebnis an:
21 - 38

- ☐ A: -15
- ☐ B: -17
- ☐ C: -19

Frage 13:

Gib das Ergebnis an:
9848 - 554

Deine Lösung:

✎ ______________________________

Frage 14:

Gib das Ergebnis an:
3962 - 367

Deine Lösung:

✎ ______________________________

Frage 15:

Gib das Ergebnis an:
5 * 4

Deine Lösung:

✎ ______________________________

Frage 16:

Gib das Ergebnis an:
13 * 21

Deine Lösung:

✎ ______________________________

Frage 17:

Gib das Ergebnis an:
64 - 97

- ☐ A: -31
- ☐ B: -33
- ☐ C: -35

Frage 18:

Gib das Ergebnis an:
27 - 23

Deine Lösung:

✎ ______________________________

Frage 19:

Gib das Ergebnis an:
100 : 4

Deine Lösung:

✎ ______________________________

Frage 20:

Gib das Ergebnis an:
-6 * 28

- ☐ A: -168
- ☐ B: -164
- ☐ C: -162

Lösungen

Aufgabe 1:

Korrekt ist hier 534.

Aufgabe 2:

Korrekt ist hier 84.

Aufgabe 3:

Korrekt ist hier 11.

Aufgabe 4:

Korrekt ist hier 35308.

Aufgabe 5:

Korrekt ist hier B.

Aufgabe 6:

Korrekt ist hier 27.

Aufgabe 7:

Korrekt ist hier 7.

Aufgabe 8:

Korrekt ist hier 68.

Aufgabe 9:

Korrekt ist hier 5.

Aufgabe 10:

Korrekt ist hier 12.

Aufgabe 11:

Korrekt ist hier 21.

Aufgabe 12:

Korrekt ist hier B.

Aufgabe 13:

Korrekt ist hier 9294.

Aufgabe 14:

Korrekt ist hier 3595.

Aufgabe 15:

Korrekt ist hier 20.

Aufgabe 16:

Korrekt ist hier 273.

Aufgabe 17:

Korrekt ist hier B.

Aufgabe 18:

Korrekt ist hier 4.

Aufgabe 19:

Korrekt ist hier 25.

Aufgabe 20:

Korrekt ist hier A.

Selbsteinschätzung

Grundrechenaufgaben -Test

Auf dieser Seite kannst du deinen Lernfortschritt dokumentieren. Das hilft dir dabei, deinen Lernfortschritt zu reflektieren und ein Gefühl dafür zu bekommen, wie sicher du in diesem Themenbereich bereits bist.

Die Aufgaben dieses Tests fielen mir leicht.

○ Stimme gar nicht zu ○ Stimme eher nicht zu ○ Ich bin neutral ○ Stimme eher zu ○ Stimme voll zu

Die Aufgaben, bei denen ich mir sicher war, waren dann auch richtig.

○ Stimme gar nicht zu ○ Stimme eher nicht zu ○ Ich bin neutral ○ Stimme eher zu ○ Stimme voll zu

Ich habe die Aufgabenstellung immer gut verstanden.

○ Stimme gar nicht zu ○ Stimme eher nicht zu ○ Ich bin neutral ○ Stimme eher zu ○ Stimme voll zu

Ich war beim Lösen der Aufgaben schnell.

○ Stimme gar nicht zu ○ Stimme eher nicht zu ○ Ich bin neutral ○ Stimme eher zu ○ Stimme voll zu

Ich habe eine gute Strategie entwickelt, wie ich an die Aufgabe herangehen kann.

○ Stimme gar nicht zu ○ Stimme eher nicht zu ○ Ich bin neutral ○ Stimme eher zu ○ Stimme voll zu

TestHelden Discord-Community

Schon gewusst? Am besten lernt es sich gemeinsam. Deshalb bieten wir dir die Möglichkeit, dich mit Anderen zu vernetzen. Teile jetzt deine Ergebnisse in unserer Lerngruppe auf Discord und lass uns in den Austausch treten! Schreibe in deine Nachricht einfach das Stichwort "Lernfortschritt" und den Namen des Tests.

Zu unseren Lerngruppen geht es hier:
www.testhelden.com/discord

Übung: Schriftlich Dividieren

Darum geht es in dieser Übung: In diesem Themenbereich erhältst du Aufgaben zum allgemeinen Grundrechenen. Dein Lernziel ist es, die Rechenoperationen Addieren (+), Subtrahieren (-), Multiplizieren (*) und Dividieren (:) zu verstehen und einfache Rechenaufgaben mit diesen lösen zu können.

Tipp: Wie immer kannst du diese Seite hier nutzen, um dir einige Notizen zu machen. Du kannst zum Beispiel festhalten, welche Erwartungen du an den Test hast, was dir beim Üben aufgefallen ist oder was dir besonders schwer oder leicht gefallen ist.

Deine Notizen:

Aufgaben

Frage 1:

Berechne die folgende Aufgabe mit Hilfe der schriftlichen Division.
2346 : 3 = ?

- ☐ A: 781
- ☐ B: 782
- ☐ C: 783
- ☐ D: 784

Frage 2:

Berechne die folgende Aufgabe mit Hilfe der schriftlichen Division.
565 : 5 = ?

- ☐ A: 112
- ☐ B: 113
- ☐ C: 114
- ☐ D: 115

Frage 3:

Berechne die folgende Aufgabe mit Hilfe der schriftlichen Division.
735 : 3 = ?

- ☐ A: 240
- ☐ B: 2420
- ☐ C: 243
- ☐ D: 245

Frage 4:

Berechne die folgende Aufgabe mit Hilfe der schriftlichen Division.
806 : 2 = ?

- ☐ A: 307
- ☐ B: 403
- ☐ C: 407
- ☐ D: 504

Frage 5:

Berechne die folgende Aufgabe mit Hilfe der schriftlichen Division.
224 : 7 = ?

- ☐ A: 32
- ☐ B: 34
- ☐ C: 36
- ☐ D: 38

Frage 6:

Berechne die folgende Aufgabe mit Hilfe der schriftlichen Division.
84 : 4 = ?

- ☐ A: 20
- ☐ B: 21
- ☐ C: 22
- ☐ D: 23

Frage 7:

Berechne die folgende Aufgabe mit Hilfe der schriftlichen Division.
770 : 5 = ?

- ☐ A: 152
- ☐ B: 153
- ☐ C: 154
- ☐ D: 155

Frage 8:

Berechne die folgende Aufgabe mit Hilfe der schriftlichen Division.
583 : 7 = ?

- ☐ A: 81
- ☐ B: 82
- ☐ C: 83
- ☐ D: 84

Frage 9:

Berechne die folgende Aufgabe mit Hilfe der schriftlichen Division.
513 : 9 = ?

- ☐ A: 54
- ☐ B: 55
- ☐ C: 56
- ☐ D: 57

Frage 10:

Berechne die folgende Aufgabe mit Hilfe der schriftlichen Division.
343 : 7 = ?

- ☐ A: 47
- ☐ B: 48
- ☐ C: 49
- ☐ D: 50

Frage 11:

Berechne die folgende Aufgabe mit Hilfe der schriftlichen Division.
861 : 7 = ?

- ☐ A: 132
- ☐ B: 122
- ☐ C: 134
- ☐ D: 123

Frage 12:

Berechne die folgende Aufgabe mit Hilfe der schriftlichen Division.
222 : 6 = ?

- ☐ A: 37
- ☐ B: 38
- ☐ C: 39
- ☐ D: 40

Frage 13:

Berechne die folgende Aufgabe mit Hilfe der schriftlichen Division.
848 : 4 = ?

- ☐ A: 210
- ☐ B: 212
- ☐ C: 214
- ☐ D: 216

Frage 14:

Berechne die folgende Aufgabe mit Hilfe der schriftlichen Division.
256 : 4 = ?

- ☐ A: 61
- ☐ B: 62
- ☐ C: 63
- ☐ D: 64

Frage 15:

Berechne die folgende Aufgabe mit Hilfe der schriftlichen Division.
562 : 2 = ?

- ☐ A: 281
- ☐ B: 282
- ☐ C: 283
- ☐ D: 284

Frage 16:

Berechne die folgende Aufgabe mit Hilfe der schriftlichen Division.
112 : 4 = ?

- ☐ A: 28
- ☐ B: 29
- ☐ C: 30
- ☐ D: 31

Frage 17:

Berechne die folgende Aufgabe mit Hilfe der schriftlichen Division.
889 : 7 = ?

- ☐ A: 125
- ☐ B: 126
- ☐ C: 127
- ☐ D: 128

Frage 18:

Berechne die folgende Aufgabe mit Hilfe der schriftlichen Division.
1379 : 7 = ?

- ☐ A: 194
- ☐ B: 195
- ☐ C: 196
- ☐ D: 197

Lösungen

Aufgabe 1:

Korrekt ist hier B. 2346 : 3 = 782
21
024
024
0006
0006
0000
Der Dividend (2346) wird Zahl für Zahl durch den Quotienten (3) geteilt. An diese Stelle macht 2 : 3 keinen Sinn und man rechnet mit den ersten zwei Zahlen weiter. Zunächst überlegst du dir, was 23 : 3 = 7 Rest 2 ergibt. Die 7 kannst du auf die rechte Seite der Gleichung schreiben und für die Kontrollrechnung 7 * 3 = 21 rechnen und unter die Gleichung schreiben. Anschließend subtrahierst du die untereinanderstehenden Zahlen (23 - 21 = 2).
Als nächstes übernimmst du den Rest 2 und die 4 des Dividenden mit nach unten und überlegst dir die Lösung 24 : 3 = 8 mit dem Rest 0. Die 8 kannst du ebenfalls auf die rechte Seite der Gleichung schreiben.
Als Kontrollrechnung rechnest du wieder 8 * 3 = 24 und schreibst das unter die Gleichung.
Dann subtrahierst du wieder die untereinanderstehenden Zahlen 24 - 24 = 0.
Als nächstes übernimmst du den Rest 0 und die 6 des Dividenden mit nach unten und überlegst dir die Lösung 6 : 3 = 2 mit dem Rest 0
Es entsteht kein Rest und das Ergebnis ist 782.

Aufgabe 2:

Korrekt ist hier B. 565 : 5 = 113
5
06
05
015
000

Der Dividend (565) wird Zahl für Zahl durch den Quotienten (5) geteilt. Zunächst überlegst du dir, was 5 : 5 = 1 Rest 0 ergibt. Die 1 kannst du auf die rechte Seite der Gleichung schreiben und für die Kontrollrechnung 1 * 5 = 5 rechnen und unter die Gleichung schreiben. Anschließend subtrahierst du die untereinanderstehenden Zahlen (5 - 5 = 0).

Als nächstes übernimmst du den Rest 0 und die 6 des Dividenden mit nach unten und überlegst dir die Lösung 6 : 5 = 1 mit dem Rest 1. Die 1 kannst du ebenfalls auf die rechte Seite der Gleichung schreiben.

Als nächstes übernimmst du den Rest 1 und die 5 des Dividenden mit nach unten und überlegst dir die Lösung 15 : 5 = 3 mit dem Rest 0. Die 3 kannst du ebenfalls auf die rechte Seite der Gleichung schreiben.

Es entsteht kein Rest und das Ergebnis ist 113.

Aufgabe 3:

Korrekt ist hier D. 735 : 3 = 245
6
13
12
015
000
Der Dividend (735) wird Zahl für Zahl durch den Quotienten (3) geteilt. Zunächst überlegst du dir, was 7 : 3 = 2 Rest 1 ergibt. Die Lösung 2 kannst du auf die rechte Seite der Gleichung schreiben und für die Kontrollrechnung 2 * 3 = 6 rechnen und unter die Gleichung schreiben. Anschließend subtrahierst du die untereinanderstehenden Zahlen (7 - 6 = 1).
Als nächstes übernimmst du den Rest 1 und die 3 des Dividenden mit nach unten und überlegst dir die Lösung 13 : 3 = 4 mit dem Rest 1. Die 4 kannst du ebenfalls auf die rechte Seite der Gleichung schreiben.
Als Kontrollrechnung rechnest du wieder 4 * 3 = 12 und schreibst das unter die Gleichung.
Dann subtrahierst du wieder die untereinanderstehenden Zahlen 13 - 12 = 1.
Die 1 übernimmst du auf die nächste Zeile sowie die 5 des Dividenden. Anschließend rechnest du 15 : 3 = 5 und überträgst diese Zahl auf die rechte Seite der Gleichung.
Es entsteht kein Rest und das Ergebnis ist 245.

Aufgabe 4:

Korrekt ist hier B. 814 : 2 = 407
8
01
014
000
Der Dividend (814) wird Zahl für Zahl durch den Quotienten (2) geteilt. Zunächst überlegst du dir, was 8 : 2 = 4 Rest 0 ergibt. Die 4 kannst du auf die rechte Seite der Gleichung schreiben und für die Kontrollrechnung 2 * 4 = 8 rechnen und unter die Gleichung schreiben. Anschließend subtrahierst du die untereinanderstehenden Zahlen (8 - 8 = 0).
Als nächstes übernimmst du den Rest 0 und die 1 des Dividenden mit nach unten und überlegst dir die Lösung 1 : 2 = 0 mit dem Rest 1. Die 0 kannst du ebenfalls auf die rechte Seite der Gleichung schreiben.
Als nächstes übernimmst du den Rest 1 und die 4 des Dividenden mit nach unten und überlegst dir die Lösung 14 : 2 = 7 mit dem Rest 0. Die 7 kannst du ebenfalls auf die rechte Seite der Gleichung schreiben.
Es entsteht kein Rest und das Ergebnis ist 407.

Aufgabe 5:

Korrekt ist hier A. 224 : 7 = 32
21
014
014
000

Der Dividend (224) wird Zahl für Zahl durch den Quotienten (7) geteilt. An diese Stelle macht 2 : 7 keinen Sinn und man rechnet mit den ersten zwei Zahlen weiter. Zunächst überlegst du dir, was 22 : 7 = 3 Rest 1 ergibt. Die 3 kannst du auf die rechte Seite der Gleichung schreiben und für die Kontrollrechnung 3 * 7 = 21 rechnen und unter die Gleichung schreiben. Anschließend subtrahierst du die untereinanderstehenden Zahlen (22 - 21 = 1).

Als nächstes übernimmst du den Rest 1 und die 4 des Dividenden mit nach unten und überlegst dir die Lösung 14 : 7 = 2 mit dem Rest 0. Die 2 kannst du ebenfalls auf die rechte Seite der Gleichung schreiben.

Als Kontrollrechnung rechnest du wieder 7 * 2 = 14 und schreibst das unter die Gleichung.

Dann subtrahierst du wieder die untereinanderstehenden Zahlen 14 - 14 = 0.

Es entsteht kein Rest und das Ergebnis ist 32.

Aufgabe 6:

Korrekt ist hier B. 84 : 4 = 21
8
04
04
00

Zunächst überlegst du dir, was 8 : 4 ergibt (2). Das kannst du auf die rechte Seite der Gleichung schreiben und für die Kontrollrechnung 2 * 4 = 8 rechnen und unter die Gleichung schreiben. Anschließend subtrahierst du die untereinanderstehenden Zahlen (8 - 8 = 0).

Als nächstes übernimmst du die 4 mit nach unten und überlegst, was 4 : 4 ergibt (1). Die 1 kannst du ebenfalls auf die rechte Seite der Gleichung schreiben schreiben (21).

Als Kontrollrechnung rechnest du nun 4 * 1 = 4 und schreibst das unter die Gleichung.

Abschließend subtrahierst du wieder die untereinanderstehenden Zahlen 4 - 4 = 0.

Es entsteht kein Rest und das Ergebnis ist 21.

Aufgabe 7:

Korrekt ist hier C. 770 : 5 = 154
5
27
25
020
000

Der Dividend (770) wird Zahl für Zahl durch den Quotienten (5) geteilt. Zunächst überlegst du dir, was 7 : 5 = 1 Rest 2 ergibt. Die 1 kannst du auf die rechte Seite der Gleichung schreiben und für die Kontrollrechnung 1 * 5 = 5 rechnen und unter die Gleichung schreiben. Anschließend subtrahierst du die untereinanderstehenden Zahlen (7 - 5 = 2).

Als nächstes übernimmst du den Rest 2 und die 7 des Dividenden mit nach unten und überlegst dir die Lösung 27 : 5 = 5 mit dem Rest 2. Die 5 kannst du ebenfalls auf die rechte Seite der Gleichung schreiben.

Als nächstes übernimmst du den Rest 2 und die 0 des Dividenden mit nach unten und überlegst dir die Lösung 20 : 5 = 4 mit dem Rest 0. Die 4 kannst du ebenfalls auf die rechte Seite der Gleichung schreiben.

Es entsteht kein Rest und das Ergebnis ist 154.

Aufgabe 8:

Korrekt ist hier C. 581 : 7 = 83
56
02
021
021
000

Der Dividend (581) wird Zahl für Zahl durch den Quotienten (7) geteilt. An diese Stelle macht 5 : 7 keinen Sinn und man rechnet mit den ersten zwei Zahlen weiter. Zunächst überlegst du dir, was 58 : 7 = 8 Rest 2 ergibt. Die 8 kannst du auf die rechte Seite der Gleichung schreiben und für die Kontrollrechnung 8 * 7 = 56 rechnen und unter die Gleichung schreiben. Anschließend subtrahierst du die untereinanderstehenden Zahlen (58 - 56 = 2).

Als nächstes übernimmst du den Rest 2 und die 1 des Dividenden mit nach unten und überlegst dir die Lösung 21 : 7 = 3 mit dem Rest 0. Die 3 kannst du ebenfalls auf die rechte Seite der Gleichung schreiben.

Als Kontrollrechnung rechnest du wieder 7 * 3 = 21 und schreibst das unter die Gleichung.

Dann subtrahierst du wieder die untereinanderstehenden Zahlen 21 - 21 = 0.

Es entsteht kein Rest und das Ergebnis ist 83.

Aufgabe 9:

Korrekt ist hier D. 513 : 9 = 57
45
063
063
000

Der Dividend (513) wird Zahl für Zahl durch den Quotienten (9) geteilt. An diese Stelle macht 5 : 9 keinen Sinn und man rechnet mit den ersten zwei Zahlen weiter. Zunächst überlegst du dir, was 51 : 9 = 5 Rest 6 ergibt. Die 5 kannst du auf die rechte Seite der Gleichung schreiben und für die Kontrollrechnung 5 * 9 = 45 rechnen und unter die Gleichung schreiben. Anschließend subtrahierst du die untereinanderstehenden Zahlen (51 - 45 = 6).

Als nächstes übernimmst du den Rest 6 und die 3 des Dividenden mit nach unten und überlegst dir die Lösung 63 : 9 = 7 mit dem Rest 0. Die 7 kannst du ebenfalls auf die rechte Seite der Gleichung schreiben.

Als Kontrollrechnung rechnest du wieder 9 * 7 = 63 und schreibst das unter die Gleichung.

Dann subtrahierst du wieder die untereinanderstehenden Zahlen 63 - 63 = 0.

Es entsteht kein Rest und das Ergebnis ist 57.

Aufgabe 10:

Korrekt ist hier C. 343 : 7 = 49
28
063
063
000

Der Dividend (343) wird Zahl für Zahl durch den Quotienten (7) geteilt. An diese Stelle macht 3 : 7 keinen Sinn und man rechnet mit den ersten zwei Zahlen weiter. Zunächst überlegst du dir, was 34 : 7 = 4 Rest 6 ergibt. Die 4 kannst du auf die rechte Seite der Gleichung schreiben und für die Kontrollrechnung 4 * 7 = 28 rechnen und unter die Gleichung schreiben. Anschließend subtrahierst du die untereinanderstehenden Zahlen (34 - 28 = 6).

Als nächstes übernimmst du den Rest 6 und die 3 des Dividenden mit nach unten und überlegst dir die Lösung 63 : 7 = 9 mit dem Rest 0. Die 9 kannst du ebenfalls auf die rechte Seite der Gleichung schreiben.

Als Kontrollrechnung rechnest du wieder 7 * 9 = 63 und schreibst das unter die Gleichung.

Dann subtrahierst du wieder die untereinanderstehenden Zahlen 63 - 63 = 0.

Es entsteht kein Rest und das Ergebnis ist 49.

Aufgabe 11:

Korrekt ist hier D. 861 : 7 = 123
7
16
14

021
000
Der Dividend (861) wird Zahl für Zahl durch den Quotienten (7) geteilt. Zunächst überlegst du dir, was 8 : 7 = 1 Rest 1 ergibt. Die 1 kannst du auf die rechte Seite der Gleichung schreiben und für die Kontrollrechnung 1 * 7 = 7 rechnen und unter die Gleichung schreiben. Anschließend subtrahierst du die untereinanderstehenden Zahlen (8 - 7 = 1).
Als nächstes übernimmst du den Rest 1 und die 6 des Dividenden mit nach unten und überlegst dir die Lösung 16 : 7 = 2 mit dem Rest 2. Die 2 kannst du ebenfalls auf die rechte Seite der Gleichung schreiben.
Als nächstes übernimmst du den Rest 2 und die 1 des Dividenden mit nach unten und überlegst dir die Lösung 21 : 7 = 3 mit dem Rest 0. Die 3 kannst du ebenfalls auf die rechte Seite der Gleichung schreiben.
Es entsteht kein Rest und das Ergebnis ist 123.

Aufgabe 12:

Korrekt ist hier A. 222 : 6 = 37
18
042
042
000
Der Dividend (222) wird Zahl für Zahl durch den Quotienten (6) geteilt. An diese Stelle macht 2 : 6 keinen Sinn und man rechnet mit den ersten zwei Zahlen weiter. Zunächst überlegst du dir, was 22 : 6 = 3 Rest 4 ergibt. Die 3 kannst du auf die rechte Seite der Gleichung schreiben und für die Kontrollrechnung 3 * 6 = 18 rechnen und unter die Gleichung schreiben. Anschließend subtrahierst du die untereinanderstehenden Zahlen (22 - 18 = 4).
Als nächstes übernimmst du den Rest 4 und die 2 des Dividenden mit nach unten und überlegst dir die Lösung 42 : 6 = 7 mit dem Rest 0. Die 7 kannst du ebenfalls auf die rechte Seite der Gleichung schreiben.
Als Kontrollrechnung rechnest du wieder 6 * 7 = 42 und schreibst das unter die Gleichung.
Dann subtrahierst du wieder die untereinanderstehenden Zahlen 42 - 42 = 0.
Es entsteht kein Rest und das Ergebnis ist 37.

Aufgabe 13:

Korrekt ist hier B. 848 : 4 = 212
8
04
008
000
Der Dividend (848) wird Zahl für Zahl durch den Quotienten (4) geteilt. Zunächst überlegst du dir, was 8 : 4 = 2 Rest 0 ergibt. Die 2 kannst du auf die rechte Seite der Gleichung schreiben und für die Kontrollrechnung 2 * 4 = 8 rechnen und unter die Gleichung schreiben. Anschließend subtrahierst du die untereinanderstehenden Zahlen (8 - 8 = 0).

Als nächstes übernimmst du den Rest 0 und die 4 des Dividenden mit nach unten und überlegst dir die Lösung 4 : 4 = 1 mit dem Rest 0. Die 1 kannst du ebenfalls auf die rechte Seite der Gleichung schreiben.

Als nächstes übernimmst du den Rest 0 und die 8 des Dividenden mit nach unten und überlegst dir die Lösung 8 : 4 = 2 mit dem Rest 0. Die 2 kannst du ebenfalls auf die rechte Seite der Gleichung schreiben.

Es entsteht kein Rest und das Ergebnis ist 212.

Aufgabe 14:

Korrekt ist hier D. 256 : 4 = 64
24
016
016
000
Der Dividend (256) wird Zahl für Zahl durch den Quotienten (4) geteilt. An diese Stelle macht 2 : 4 keinen Sinn und man rechnet mit den ersten zwei Zahlen weiter. Zunächst überlegst du dir, was 25 : 4 = 6 Rest 1 ergibt. Die 6 kannst du auf die rechte Seite der Gleichung schreiben und für die Kontrollrechnung 4 * 6 = 24 rechnen und unter die Gleichung schreiben. Anschließend subtrahierst du die untereinanderstehenden Zahlen (25 - 24 = 1).

Als nächstes übernimmst du den Rest 1 und die 6 des Dividenden mit nach unten und überlegst dir die Lösung 16 : 4 = 4 mit dem Rest 0. Die 4 kannst du ebenfalls auf die rechte Seite der Gleichung schreiben.

Als Kontrollrechnung rechnest du wieder 4 * 4 = 16 und schreibst das unter die Gleichung.

Dann subtrahierst du wieder die untereinanderstehenden Zahlen 16 - 16 = 0.

Es entsteht kein Rest und das Ergebnis ist 64.

Aufgabe 15:

Korrekt ist hier A. 562 : 2 = 281
4
16
002
000
Der Dividend (562) wird Zahl für Zahl durch den Quotienten (2) geteilt. Zunächst überlegst du dir, was 5 : 2 = 2 Rest 1 ergibt. Die 2 kannst du auf die rechte Seite der Gleichung schreiben und für die Kontrollrechnung 2 * 2 = 4 rechnen und unter die Gleichung schreiben. Anschließend subtrahierst du die untereinanderstehenden Zahlen (5 - 4 = 1).

Als nächstes übernimmst du den Rest 1 und die 6 des Dividenden mit nach unten und überlegst dir die Lösung 16 : 2 = 8 mit dem Rest 0. Die 8 kannst du ebenfalls auf die rechte Seite der Gleichung schreiben.

Als nächstes übernimmst du den Rest 0 und die 2 des Dividenden mit nach unten und überlegst dir die Lösung 2 : 2 = 1 mit dem Rest 0. Die 1 kannst du ebenfalls auf die rechte Seite der Gleichung schreiben.

Es entsteht kein Rest und das Ergebnis ist 281.

Aufgabe 16:

Korrekt ist hier A. 112 : 4 = 28
08
032
032
000
Der Dividend (112) wird Zahl für Zahl durch den Quotienten (4) geteilt. An diese Stelle macht 1 : 4 keinen Sinn und man rechnet mit den ersten zwei Zahlen weiter. Zunächst überlegst du dir, was 11 : 4 = 2 Rest 3 ergibt. Die 2 kannst du auf die rechte Seite der Gleichung schreiben und für die Kontrollrechnung 2 * 4 = 8 rechnen und unter die Gleichung schreiben. Anschließend subtrahierst du die untereinanderstehenden Zahlen (11 - 8 = 3).

Als nächstes übernimmst du den Rest 3 und die 2 des Dividenden mit nach unten und überlegst dir die Lösung 32 : 4 = 8 mit dem Rest 0. Die 8 kannst du ebenfalls auf die rechte Seite der Gleichung schreiben.

Als Kontrollrechnung rechnest du wieder 8 * 4 = 32 und schreibst das unter die Gleichung.

Dann subtrahierst du wieder die untereinanderstehenden Zahlen 32 - 32 = 0.

Es entsteht kein Rest und das Ergebnis ist 28.

Aufgabe 17:

Korrekt ist hier C. 889 : 7 = 127
7
18
14
049
000

Der Dividend (889) wird Zahl für Zahl durch den Quotienten (7) geteilt. Zunächst überlegst du dir, was 8 : 7 = 1 Rest 1 ergibt. Die 1 kannst du auf die rechte Seite der Gleichung schreiben und für die Kontrollrechnung 1 * 7 = 7 rechnen und unter die Gleichung schreiben. Anschließend subtrahierst du die untereinanderstehenden Zahlen (8 - 7 = 1).

Als nächstes übernimmst du den Rest 1 und die 8 des Dividenden mit nach unten und überlegst dir die Lösung 18 : 7 = 2 mit dem Rest 4. Die 2 kannst du ebenfalls auf die rechte Seite der Gleichung schreiben.

Als nächstes übernimmst du den Rest 4 und die 9 des Dividenden mit nach unten und überlegst dir die Lösung 49 : 7 = 7 mit dem Rest 0. Die 7 kannst du ebenfalls auf die rechte Seite der Gleichung schreiben.

Es entsteht kein Rest und das Ergebnis ist 127.

Aufgabe 18:

Korrekt ist hier D. 1379 : 7 = 197
07
067
063
0049
0049
0000
Der Dividend (1379) wird Zahl für Zahl durch den Quotienten (7) geteilt. An diese Stelle macht 1 : 7 keinen Sinn und man rechnet mit den ersten zwei Zahlen weiter. Zunächst überlegst du dir, was 13 : 7 = 1 Rest 6 ergibt. Die 1 kannst du auf die rechte Seite der Gleichung schreiben und für die Kontrollrechnung 7 * 1 = 7 rechnen und unter die Gleichung schreiben. Anschließend subtrahierst du die untereinanderstehenden Zahlen (13 - 07 = 6).
Als nächstes übernimmst du den Rest 6 und die 7 des Dividenden mit nach unten und überlegst dir die Lösung 67 : 7 = 9 mit dem Rest 4. Die 9 kannst du ebenfalls auf die rechte Seite der Gleichung schreiben.
Als Kontrollrechnung rechnest du wieder 9 * 7 = 63 und schreibst das unter die Gleichung.
Dann subtrahierst du wieder die untereinanderstehenden Zahlen 67 - 63 = 4.
Als nächstes übernimmst du den Rest 4 und die 9 des Dividenden mit nach unten und überlegst dir die Lösung 49 : 7 = 7 mit dem Rest 0
Es entsteht kein Rest und das Ergebnis ist 197.

Selbsteinschätzung

Schriftlich Dividieren - Test

Auf dieser Seite kannst du deinen Lernfortschritt dokumentieren. Das hilft dir dabei, deinen Lernfortschritt zu reflektieren und ein Gefühl dafür zu bekommen, wie sicher du in diesem Themenbereich bereits bist.

Die Aufgaben dieses Tests fielen mir leicht.

○	○	○	○	○
Stimme gar nicht zu	**Stimme eher nicht zu**	**Ich bin neutral**	**Stimme eher zu**	**Stimme voll zu**

Die Aufgaben, bei denen ich mir sicher war, waren dann auch richtig.

○	○	○	○	○
Stimme gar nicht zu	**Stimme eher nicht zu**	**Ich bin neutral**	**Stimme eher zu**	**Stimme voll zu**

Ich habe die Aufgabenstellung immer gut verstanden.

○	○	○	○	○
Stimme gar nicht zu	**Stimme eher nicht zu**	**Ich bin neutral**	**Stimme eher zu**	**Stimme voll zu**

Ich war beim Lösen der Aufgaben schnell.

○	○	○	○	○
Stimme gar nicht zu	**Stimme eher nicht zu**	**Ich bin neutral**	**Stimme eher zu**	**Stimme voll zu**

Ich habe eine gute Strategie entwickelt, wie ich an die Aufgabe herangehen kann.

○	○	○	○	○
Stimme gar nicht zu	**Stimme eher nicht zu**	**Ich bin neutral**	**Stimme eher zu**	**Stimme voll zu**

TestHelden
Discord-Community

Schon gewusst? Am besten lernt es sich gemeinsam. Deshalb bieten wir dir die Möglichkeit, dich mit Anderen zu vernetzen. Teile jetzt deine Ergebnisse in unserer Lerngruppe auf Discord und lass uns in den Austausch treten! Schreibe in deine Nachricht einfach das Stichwort "Lernfortschritt" und den Namen des Tests.

Zu unseren Lerngruppen geht es hier:
www.testhelden.com/discord

Übung: Maße und Einheiten

Darum geht es in dieser Übung: In diesem Themenbereich erhältst du Aufgaben, bei denen du in den Einheiten umrechnen musst. Dein Lernziel ist es, die verschiedenen Einheiten zu kennen und mit diesen rechnen bzw. diese umrechnen zu können.

Tipp: Wie immer kannst du diese Seite hier nutzen, um dir einige Notizen zu machen. Du kannst zum Beispiel festhalten, welche Erwartungen du an den Test hast, was dir beim Üben aufgefallen ist oder was dir besonders schwer oder leicht gefallen ist.

Deine Notizen:

Aufgaben

Frage 1:

Wie viele Stunden sind 36.000 Sekunden?

- ☐ A: 2 Stunden
- ☐ B: 5 Stunden
- ☐ C: 10 Stunden
- ☐ D: 20 Stunden

Frage 2:

Wie viel Zentimeter sind 2.400 Millimeter?

- ☐ A: 24 Zentimeter
- ☐ B: 240 Zentimeter
- ☐ C: 2400 Zentimeter
- ☐ D: 24000 Zentimeter

Frage 3:

Wie viele Liter sind 0,86 Milliliter?

- ☐ A: 0,0086 Liter
- ☐ B: 0,086 Liter
- ☐ C: 0,00086 Liter
- ☐ D: 0,000086 Liter

Frage 4:

Wie viel Kubikmeter sind 20 Liter?

- ☐ A: 2 Kubikmeter
- ☐ B: 0,2 Kubikmeter
- ☐ C: 0,02 Kubikmeter
- ☐ D: 0,002 Kubikmeter

Frage 5:

Wie viele Quadratmeter sind 520 Quadratzentimeter?

- ☐ A: 52 Quadratmeter
- ☐ B: 0,052 Quadratmeter
- ☐ C: 5,2 Quadratmeter
- ☐ D: 0,0052 Quadratmeter

Frage 6:

Wie viele Sekunden sind 10 Stunden?

- ☐ A: 3.600 Sekunden
- ☐ B: 4.600 Sekunden
- ☐ C: 46.000 Sekunden
- ☐ D: 36.000 Sekunden^

Frage 7:

Wie viel Tonnen sind 1.500 Kilogramm?

- ☐ A: 0,015 Tonnen
- ☐ B: 0,15 Tonnen
- ☐ C: 1,5 Tonnen
- ☐ D: 15 Tonnen

Frage 8:

Wie viele Liter sind 40 Kubikmeter?

- ☐ A: 4.000 Liter
- ☐ B: 40.000 Liter
- ☐ C: 400.000 Liter
- ☐ D: 400 Liter

Frage 9:

Wie viele Kilometer sind 56 Meter?

- ☐ A: 5,6 Kilometer
- ☐ B: 0,56 Kilometer
- ☐ C: 0,056 Kilometer
- ☐ D: 0,0056 Kilometer

Frage 10:

Wie viele Tage sind 264 Stunden?

- ☐ A: 10 Tage
- ☐ B: 12 Tage
- ☐ C: 9 Tage
- ☐ D: 11 Tage

Frage 11:

Wie viele Tage sind 120 Stunden?

- ☐ A: 3 Tage
- ☐ B: 5 Tage
- ☐ C: 7 Tage
- ☐ D: 10 Tage

Frage 12:

Wie viel Kubikmeter sind 16.000 Kubikdezimeter?

- ☐ A: 1,6 Kubikmeter
- ☐ B: 16 Kubikmeter
- ☐ C: 160 Kubikmeter
- ☐ D: 1600 Kubikmeter

Frage 13:

Wie viel Kubikzentimeter sind 32 Kubikmeter?

- ☐ A: 3.200 Kubikzentimeter
- ☐ B: 32.000 Kubikzentimeter
- ☐ C: 320.000 Kubikzentimeter
- ☐ D: 32.000.000 Kubikzentimeter

Frage 14:

Wie viel Kilogramm sind ein Pfund?

- ☐ A: 0,45 Kilogramm
- ☐ B: 0,7 Kilogramm
- ☐ C: 4,5 Kilogramm
- ☐ D: 7 Kilogramm

Frage 15:

Wie viel wiegt ein tausendstel Liter Wasser?

- ☐ A: 1 Gramm
- ☐ B: 10 Gramm
- ☐ C: 0,1 Gramm

Frage 16:

Wie viel Gramm sind 7 Tonnen?

- ☐ A: 7.000 Gramm
- ☐ B: 70.000 Gramm
- ☐ C: 700.000 Gramm
- ☐ D: 7.000.000 Gramm

Frage 17:

Wie viele Dezimeter sind 3250 mm?

- ☐ A: 3,25 Dezimeter
- ☐ B: 32,5 Dezimeter
- ☐ C: 325 Dezimeter
- ☐ D: 0,325 Dezimeter

Frage 18:

Wie viele Meter sind 8.700 Zentimeter?

- ☐ A: 8,7 Meter
- ☐ B: 87 Meter
- ☐ C: 870 Meter
- ☐ D: 80,7 Meter

Frage 19:

Wie viele Kilogramm sind 0,76 Tonnen?

- ☐ A: 760 Kilogramm
- ☐ B: 76 Kilogramm
- ☐ C: 1.497.678 Kilogramm
- ☐ D: 7.600 Kilogramm

Frage 20:

Wie viele Stunden sind 15 Tage?

Deine Lösung:

✎ ____________________________

Lösungen

Aufgabe 1:

Korrekt ist hier C. Zwischen den Einheiten Stunden und Sekunden liegt der Faktor 3.600, deswegen rechne 36.000 Sekunden : 3.600 = 10 Stunden.
Richtiges Ergebnis: 10 Stunden

Aufgabe 2:

Korrekt ist hier B. Zwischen den Einheiten Zentimeter und Millimeter liegt der Faktor 10, deswegen rechne 2.400 Millimeter : 10 = 240 Zentimeter.
Richtiges Ergebnis: 240 Zentimeter

Aufgabe 3:

Korrekt ist hier C. Zwischen den Einheiten Liter und Milliliter liegt der Faktor 1.000, deswegen rechne 0,86 Milliliter : 1.000 = 0,00086 Liter.
Richtiges Ergebnis: 0,00086 Liter

Aufgabe 4:

Korrekt ist hier C. Zwischen den Einheiten Kubikmeter und Liter liegt der Faktor 1.000 deswegen rechne 20 Liter : 1.000 = 0,02 Kubikmeter.
Richtiges Ergebnis: 0,02 Kubikmeter

Aufgabe 5:

Korrekt ist hier B. Zwischen den Einheiten Quadratmeter und Quadratzentimeter liegt der Faktor 10.000, deswegen rechne 520 Quadratzentimeter : 1.0.000 = 0,052 Quadratmeter.
Richtiges Ergebnis: 0,052 Quadratmeter

Aufgabe 6:

Korrekt ist hier D. Zwischen den Einheiten Sekunden und Stunden liegt der Faktor 3.600 deswegen rechne 10 Stunden * 3.600 = 36.000 Sekunden.
Richtiges Ergebnis: 36.000 Sekunden

Aufgabe 7:

Korrekt ist hier C. Zwischen den Einheiten Tonne und Kilogramm liegt der Faktor 1.000 deswegen rechne 1.500 Kilogramm : 1.000 = 1,5 Tonnen.
Richtiges Ergebnis: 1,5 Tonnen

Aufgabe 8:

Korrekt ist hier B. Zwischen den Einheiten Liter und Kubikmeter liegt der Faktor 1.000 deswegen rechne 40 Kubikmeter * 1.000 = 40.000 Liter.
Richtiges Ergebnis: 40.000 Liter

Aufgabe 9:

Korrekt ist hier C. Zwischen den Einheiten Kilometer und Meter liegt der Faktor 1.000 deswegen rechne 56 Meter : 1.000 = 0,056 Kilometer.
Richtiges Ergebnis: 0,056 Kilometer

Aufgabe 10:

Korrekt ist hier D. Zwischen den Einheiten Tagen und Stunden liegt der Faktor 24, deswegen rechne 264 Stunden : 24 = 11 Tage.
Richtiges Ergebnis: 11 Tage

Aufgabe 11:

Korrekt ist hier B. Zwischen den Einheiten Tage und Stunden liegt der Faktor 24 deswegen rechne 120 Stunden : 24 = 5 Tage.
Richtiges Ergebnis: 5 Tage

Aufgabe 12:

Korrekt ist hier B. Zwischen den Einheiten Kubikmeter und Kubikdezimeter liegt der Faktor 1.000, deswegen rechne 16.000 Kubikdezimeter : 1.000 = 16 Kubikmeter.
Richtiges Ergebnis: 16 Kubikmeter

Aufgabe 13:

Korrekt ist hier D. Zwischen den Einheiten Kubikzentimeter und Kubikmeter liegt der Faktor 1.000.000, deswegen rechne 32 Kubikmeter * 1.000.000 = 32.000.000 Kubikzentimeter.
Richtiges Ergebnis: 32.000.000 Kubikzentimeter

Aufgabe 14:

Korrekt ist hier A. Zwischen den Einheiten Kilogramm und Pfund liegt der Faktor 0,45 deswegen rechne 1 Pfund = 0,45 Kilogramm.
Richtiges Ergebnis: 1 Pfund = 0,45 Kilogramm

Aufgabe 15:

Korrekt ist hier B. Ein Liter wiegt ein Kilogramm. Du musst also ein tausendstel Kilogramm berechnen.

Aufgabe 16:

Korrekt ist hier D. Zwischen den Einheiten Gramm und Tonne liegt der Faktor 1.000.000, deswegen rechne 7 Tonnen * 1.000.000 = 7.000.000 Gramm.
Richtiges Ergebnis: 7.000.000 Gramm

Aufgabe 17:

Korrekt ist hier B. Zwischen den Einheiten Dezimeter und Millimeter liegt der Faktor 100. Du rechnest also 3.250 Millimeter : 100. Das ergibt 32,5 Dezimeter.

Aufgabe 18:

Korrekt ist hier B. Zwischen den Einheiten Meter und Zentimeter liegt der Faktor 100, deswegen rechne 8.700 Zentimeter : 100 = 87 Meter.
Richtiges Ergebnis: 87 Meter

Aufgabe 19:

Korrekt ist hier A. Zwischen den Einheiten Tonne und Kilogramm liegt der Faktor 1000, deswegen rechne 0,76 Tonnen * 1000 = 760 Kilogramm.
Richtiges Ergebnis: 760 Kilogramm

Aufgabe 20:

Korrekt ist hier 360. Zwischen den Einheiten "Stunde" und "Tag" liegt der Faktor 24. Multipliziere deshalb die 15 Tage mit 24. Das ergibt 360 Stunden.

Selbsteinschätzung

Maße und Einheiten - Test

Auf dieser Seite kannst du deinen Lernfortschritt dokumentieren. Das hilft dir dabei, deinen Lernfortschritt zu reflektieren und ein Gefühl dafür zu bekommen, wie sicher du in diesem Themenbereich bereits bist.

Die Aufgaben dieses Tests fielen mir leicht.

○ Stimme gar nicht zu	○ Stimme eher nicht zu	○ Ich bin neutral	○ Stimme eher zu	○ Stimme voll zu

Die Aufgaben, bei denen ich mir sicher war, waren dann auch richtig.

○ Stimme gar nicht zu	○ Stimme eher nicht zu	○ Ich bin neutral	○ Stimme eher zu	○ Stimme voll zu

Ich habe die Aufgabenstellung immer gut verstanden.

○ Stimme gar nicht zu	○ Stimme eher nicht zu	○ Ich bin neutral	○ Stimme eher zu	○ Stimme voll zu

Ich war beim Lösen der Aufgaben schnell.

○ Stimme gar nicht zu	○ Stimme eher nicht zu	○ Ich bin neutral	○ Stimme eher zu	○ Stimme voll zu

Ich habe eine gute Strategie entwickelt, wie ich an die Aufgabe herangehen kann.

○ Stimme gar nicht zu	○ Stimme eher nicht zu	○ Ich bin neutral	○ Stimme eher zu	○ Stimme voll zu

TestHelden Discord-Community

Schon gewusst? Am besten lernt es sich gemeinsam. Deshalb bieten wir dir die Möglichkeit, dich mit Anderen zu vernetzen. Teile jetzt deine Ergebnisse in unserer Lerngruppe auf Discord und lass uns in den Austausch treten! Schreibe in deine Nachricht einfach das Stichwort "Lernfortschritt" und den Namen des Tests.

Zu unseren Lerngruppen geht es hier:
www.testhelden.com/discord

Übung: Klammerrechnung

Darum geht es in dieser Übung: In diesem Themenbereich erhältst du Aufgaben zu der Rechnung mit Klammern. Dein Lernziel ist es, den Vorrang der Klammerrechnung gegenüber den anderen Teilen einer Rechnung zu verstehen und Aufgaben auch mit mehreren Klammern sicher lösen zu können.

♫ Zu diesem Test findest du Medieninhalte direkt in deinem Online-Kurs.

> Tipp: Wie immer kannst du diese Seite hier nutzen, um dir einige Notizen zu machen. Du kannst zum Beispiel festhalten, welche Erwartungen du an den Test hast, was dir beim Üben aufgefallen ist oder was dir besonders schwer oder leicht gefallen ist.

🚀 Deine Notizen:

Aufgaben

Frage 1:

Berechne die folgende Klammerrechnung:
-20 + 8 * (3) = ?

Deine Lösung:

✎ ________________________________

Frage 2:

Berechne die folgende Klammerrechnung:
(10 - 2) * (5 - 3) = ?

Deine Lösung:

✎ ________________________________

Frage 3:

Berechne die folgende Klammerrechnung:
121 : 11 - 13 + (24 : 3) = ?

Deine Lösung:

✎ ________________________________

Frage 4:

Berechne die folgende Klammerrechnung:
(10 - 12) + 8 - 3 = ?

Deine Lösung:

✎ ________________________________

Frage 5:

Berechne die folgende Klammerrechnung:
81 : 9 - (12 + 4) = ?

Deine Lösung:

✎ ________________________________

Frage 6:

Berechne die folgende Klammerrechnung:
$3 * (7 + 13) - (2 * 10) = ?$

Deine Lösung:

Frage 7:

Berechne die folgende Klammerrechnung:
$(6 - 8) + (7 + 3) - (6 - 2) = ?$

Deine Lösung:

Frage 8:

Berechne die folgende Klammerrechnung:
$35 - (12 : 4 - 6) * 2 = ?$

Deine Lösung:

Frage 9:

Berechne die folgende Klammerrechnung:
$16 : (9 - 6 + 1) + 4 = ?$

Deine Lösung:

Frage 10:

Berechne die folgende Klammerrechnung:
$22 : (2 + (4 - 7)) = ?$

Deine Lösung:

Frage 11:

Berechne die folgende Klammerrechnung:
50 * 3 - (12 * 12) + (2 - 3) = ?

Deine Lösung:

✎ ______________________________

Frage 12:

Berechne die folgende Klammerrechnung:
(4 - 1) * (8 - 3 + 5) = ?

Deine Lösung:

✎ ______________________________

Frage 13:

Berechne die folgende Klammerrechnung:
- (-4 + 10) : 2 = ?

Deine Lösung:

✎ ______________________________

Frage 14:

Berechne die folgende Klammerrechnung:
-6 * 3 - (12 : 4) = ?

Deine Lösung:

✎ ______________________________

Frage 15:

Berechne die folgende Klammerrechnung:
(12 * 3) : (15 : 5 + 3) = ?

Deine Lösung:

✎ ______________________________

Frage 16:

Berechne die folgende Klammerrechnung:
100 : 25 - (7 + 3) = ?

Deine Lösung:

Frage 17:

Berechne die folgende Klammerrechnung:
(9 - 4 + 3) * (8 : 4) = ?

Deine Lösung:

Frage 18:

Berechne die folgende Klammerrechnung:
((20 : 5) + 12) * 2 = ?

Deine Lösung:

Frage 19:

Berechne die folgende Klammerrechnung:
(10 - 2) : (5 - 3) = ?

Deine Lösung:

Frage 20:

Berechne die folgende Klammerrechnung:
(25 * 4) + (8 * 2) - (6 * 6) = ?

Deine Lösung:

Lösungen

Aufgabe 1:

Korrekt ist hier 4. Die Klammern kannst du dir bei dieser Aufgabe wegdenken. Du rechnest Punkt- vor Strichrechnung. Fange an mit 8 * 3 = 24 und addiere -20. Bedenke die Vorzeichen.
So ergibt sich das Ergebnis 4.

Aufgabe 2:

Korrekt ist hier 16. Rechne zuerst 10 - 2 = 8 in der ersten Klammer und 5 - 3 = 2 in der zweiten Klammer. Teile anschließend 8 * 2.
So ergibt sich das Ergebnis 16.

Aufgabe 3:

Korrekt ist hier 6. Rechne zuerst 24 : 3 = 8 in der Klammer zusammen. Anschließend dividierst du 121 : 11 = 11. Zuletzt subtrahierst du davon -13 und addierst das Ergebnis der Klammer also 8.
So ergibt sich das Ergebnis 6.

Aufgabe 4:

Korrekt ist hier 3. Rechne zuerst 10 - 12 = -2 in der Klammer zusammen. Anschließend addierst du 8 und subtrahierst 3.
So ergibt sich das Ergebnis 3.

Aufgabe 5:

Korrekt ist hier -7. Rechne zuerst 12 + 4 = 16 in der Klammer zusammen. Anschließend dividierst du 81 : 9 = 9 und bildest die Differenz beider Ergebnisse.
So ergibt sich das Ergebnis -7.

Aufgabe 6:

Korrekt ist hier 40. Rechne zuerst 7 + 13 = 20 in der ersten Klammer und 2 * 10 = 20 in der zweiten Klammer. Multipliziere anschließend 3 * 20 = 60 und ziehe davon 20 ab.
So ergibt sich das Ergebnis 40.

Aufgabe 7:

Korrekt ist hier 4. Rechne zuerst 6 - 8 = -2 in der ersten Klammer, 7 + 3 = 10 in der zweiten Klammer und 6 - 2 = 4 in der dritten Klammer. Rechne anschließend -2 + 10 - 4.
So ergibt sich das Ergebnis 4.

Aufgabe 8:

Korrekt ist hier 41. Berechne zunächst die Klammer. Die Klammer ergibt "-3". Die neue Gleichung lautet:

35 - (-3) * 2 = ?

Punktrechnung geht vor Strichrechung. Multipliziere deshalb -3 mit 2. Das ergibt -6. Die neue Gleichung lautet:

35 - (-6) = 35 + 6 = 41

Aufgabe 9:

Korrekt ist hier 8. Rechne zuerst 9 - 6 + 1 = 4 in der ersten Klammer. Teile anschließend 16 : 4 = 4 und addiere + 4.
So ergibt sich das Ergebnis 8.

Aufgabe 10:

Korrekt ist hier -22. Rechne zuerst 4 - 7 = -3 in der inneren Klammer zusammen. Anschließend rechnest du die äußere Klammer zusammen, also 2 + -3 = -1. Zum Schluss dividierst du 22 : -1 = -22.
So ergibt sich das Ergebnis -22.

Aufgabe 11:

Korrekt ist hier 5. Rechne zuerst 12 * 12 = 144 in der Klammer zusammen. Anschließend subtrahierst du dies von dem Ergebnis von 50 * 3 = 150. Zum Schluss berechnest du die Klammer 2 - 3 = -1 und addierst dieses Ergebnis hinzu.
So ergibt sich das Ergebnis 5.

Aufgabe 12:

Korrekt ist hier 30. Rechne zuerst 4 - 1 = 3 in der ersten Klammer und 8 - 3 + 5 = 10 in der zweiten Klammer. Multipliziere anschließend 3 * 10.
So ergibt sich das Ergebnis 30.

Aufgabe 13:

Korrekt ist hier -3. Das Minus vor der Klammer dreht jedes Vorzeichen in der Klammer um. Rechne daher (4 - 10 = -6) in der Klammer zusammen und streiche das Minus vor der Klammer weg. Anschließend dividierst du das Ergebnis aus der Klammer durch 2.
So ergibt sich das Ergebnis -3.

Aufgabe 14:

Korrekt ist hier -21. Rechne zuerst 12 : 4 = 3 in der Klammer zusammen. Anschließend multiplizierst du -6 * 3 = -18 und bildest die Differenz beider Ergebnisse.
So ergibt sich das Ergebnis -21.

Aufgabe 15:

Korrekt ist hier 6. Rechne zuerst 12 * 3 = 36 in der ersten Klammer und 15 : 5 + 3 = 6 in der zweiten Klammer. Dividiere anschließend 36 : 6.
So ergibt sich das Ergebnis 6.

Aufgabe 16:

Korrekt ist hier -6. Rechne zuerst 7 + 3 = 10 in der Klammer zusammen. Anschließend dividierst du 100 : 25 = 4 und bildest die Differenz beider Ergebnisse.
So ergibt sich das Ergebnis -6.

Aufgabe 17:

Korrekt ist hier 16. Rechne zuerst 9 - 4 + 3 = 8 in der ersten Klammer und 8 : 4 = 2 in der zweiten Klammer. Multipliziere anschließend 8 * 2.
So ergibt sich das Ergebnis 16.

Aufgabe 18:

Korrekt ist hier 32. Rechne zuerst 20 : 5 = 4 in der inneren Klammer und 4 + 12 = 16 in der äußeren Klammer. Multipliziere anschließend 16 * 2.
So ergibt sich das Ergebnis 32.

Aufgabe 19:

Korrekt ist hier 4. Rechne zuerst 10 - 2 = 8 in der ersten Klammer und 5 - 3 = 2 in der zweiten Klammer. Teile anschließend 8 : 2.
So ergibt sich das Ergebnis 4.

Aufgabe 20:

Korrekt ist hier 80. Rechne zuerst 25 * 4 = 100 in der ersten Klammer, 8 * 2 = 16 in der zweiten Klammer und 6 * 6 = 36 in der dritten Klammer. Rechne anschließend 100 + 16 - 36.
So ergibt sich das Ergebnis 80.

Selbsteinschätzung

Klammerrechnung - Test

Auf dieser Seite kannst du deinen Lernfortschritt dokumentieren. Das hilft dir dabei, deinen Lernfortschritt zu reflektieren und ein Gefühl dafür zu bekommen, wie sicher du in diesem Themenbereich bereits bist.

Die Aufgaben dieses Tests fielen mir leicht.

○ Stimme gar nicht zu | ○ Stimme eher nicht zu | ○ Ich bin neutral | ○ Stimme eher zu | ○ Stimme voll zu

Die Aufgaben, bei denen ich mir sicher war, waren dann auch richtig.

○ Stimme gar nicht zu | ○ Stimme eher nicht zu | ○ Ich bin neutral | ○ Stimme eher zu | ○ Stimme voll zu

Ich habe die Aufgabenstellung immer gut verstanden.

○ Stimme gar nicht zu | ○ Stimme eher nicht zu | ○ Ich bin neutral | ○ Stimme eher zu | ○ Stimme voll zu

Ich war beim Lösen der Aufgaben schnell.

○ Stimme gar nicht zu | ○ Stimme eher nicht zu | ○ Ich bin neutral | ○ Stimme eher zu | ○ Stimme voll zu

Ich habe eine gute Strategie entwickelt, wie ich an die Aufgabe herangehen kann.

○ Stimme gar nicht zu | ○ Stimme eher nicht zu | ○ Ich bin neutral | ○ Stimme eher zu | ○ Stimme voll zu

So schaltest du deinen Online-Testtrainer frei

Wir von TestHelden versuchen dich so umfangreich wie möglich vorzubereiten. Neben diesem Trainer wollen wir dir natürlich auch digital und ganz individuell weiterhelfen! Und genau dafür haben wir unsere Online-Trainer. Die Freischaltung deines ganz persönlichen TestHelden-Trainers erkläre ich dir jetzt:

Du erhältst von uns einen Gutscheincode. Dieser ist für alle Produktgrößen einlösbar. Anschließend kannst du dir den Umfang deines Online-Testtrainers heraussuchen.

Dein Gutscheincode lautet:

KDP-MTLA-4817515

Gutscheinwert:

45 EURO

Deinen persönlichen Kurs findest du unter:

https://testhelden.com/produkt/mtla-einstellungstest/

Wichtig: Gehe in deinem Browser auf den oben stehenden Link. Dort findest du unseren Online-Testtrainer mit allen verfügbaren Varianten und Umfängen. Das vorausgewählte Komplettpaket ist mit Eingabe deines Gutschein-Codes komplett kostenfrei. Du hast auch die Möglichkeit, vergünstigt ein größeres Paket mit weiteren Inhalten, Aufgaben und Übungen zu erwerben. Eine genaue Übersicht vom Umfang erhältst du mit Klick auf das jeweilige Paket. Wähle anschließend das für dich am besten geeignete Komplettpaket aus und klicke auf „Freischalten". Danach kannst du oben in der Kasse den Gutscheincode eingeben und der Gutscheinbetrag wird von deinem Kaufbetrag abgezogen. So kommst du richtig günstig an ein hochwertiges Paket. Klingt gut, oder?

Gib nun deine E-Mail-Adresse, Vor- und Nachname an und lege dein Passwort fest. Mit Klick auf „Bestellen" erfolgt direkt die Freischaltung und du bist auf unserer Lernplattform angemeldet.
Deine Lerninhalte findest du in deinem Profil unter „Meine Kurse". Nach der erfolgreichen Aktivierung deines Online-Trainers erhältst du von uns weitere Informationen zum Funktionsumfang und zur Bedienung via Mail.

Achtung: Dein festgelegtes Passwort und die hinterlegte E-Mail-Adresse sind auch deine Zugangsdaten zu unserer TestHelden-App. Diese findest du im App-Store und im Google Play-Store, wenn du ganz einfach nach „TestHelden" suchst.

Dein Buch umfasst mehr als einen Kurs? Dann such dir einen beliebigen Kurs aus und melde dich danach bei uns unter support@testhelden.com. Wir schalten dir dann alle weiteren Kurse frei. Bitte gib in deiner Nachricht den genauen Titel des Buches an. Bis gleich!